J'ME TROUVE UN MEC *Le bon!*

Groupe Eyrolles
61, bd Saint-Germain
75240 Paris Cedex 05
www.editions-eyrolles.com

Dessins originaux : Mady Martin
Création de maquette : Studio Eyrolles
Mise en pages : Cipanga

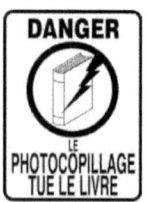

Le code de la propriété intellectuelle du 1er juillet 1992 interdit en effet expressément la photocopie à usage collectif sans autorisation des ayants droit. Or, cette pratique s'est généralisée, notamment dans l'enseignement, provoquant une baisse brutale des achats de livres, au point que la possibilité même pour les auteurs de créer des oeuvres nouvelles et de les faire éditer correctement est aujourd'hui menacée.

En application de la loi du 11 mars 1957, il est interdit de reproduire intégralement ou partiellement le présent ouvrage, sur quelque support que ce soit, sans autorisation de l'éditeur ou du Centre français d'exploitation du droit de copie, 20, rue des Grands-Augustins, 75006 Paris.

© Groupe Eyrolles, 2014
ISBN : 978-2-212-55957-6

Lady **Montmartre**

J'ME TROUVE UN MEC *Le bon !*

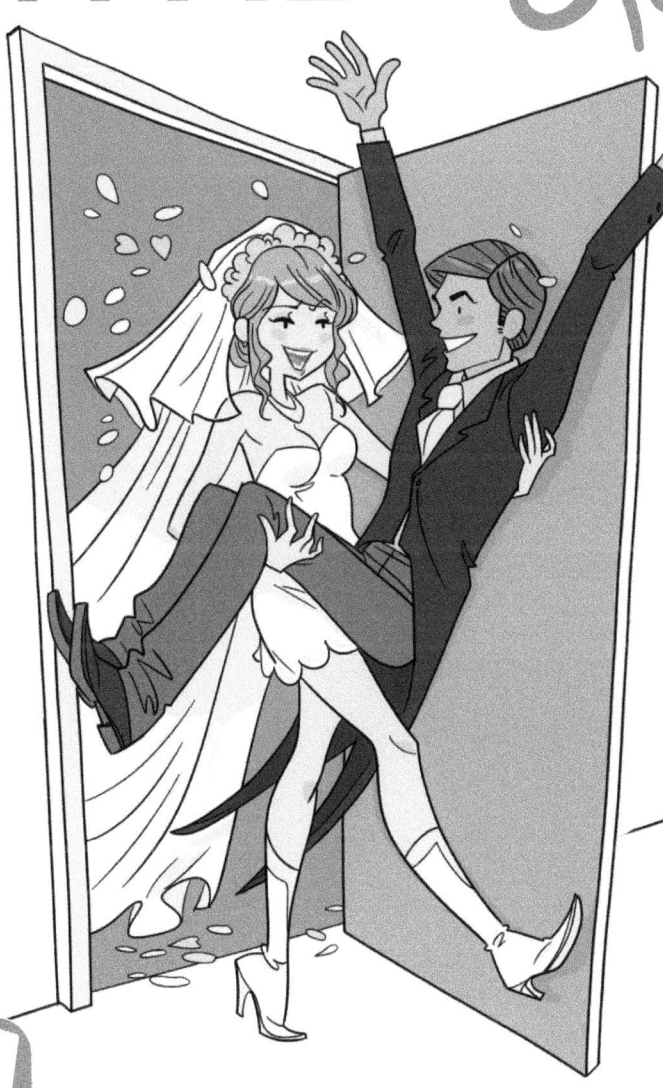

GIRL POWER!

EYROLLES

Sommaire

Remerciements 4

Introduction 5

Partie 1 - L'auto-sabordage, ou comment ne jamais y arriver ! 9

Chapitre 1 - L'art du sabotage 10
La femme est si simple … 10
J'arrête d'envoyer les mauvais signaux 14
J'arrête de « gérer » l'amour 20
La phase « J'ai un mec juste pour avoir une histoire » 24
J'arrête de penser à la logistique ! 25
J'arrête de tomber sur des « connards » ! 28
Mais pourquoi attirez-vous les « connards » ? 30
J'arrête les SMS foireux après 22 heures ! 33

Chapitre 2 - Hommes/femmes : mode d'emploi 35
Courage, fuyons ! 35
Alerte rouge : les Pick-Up Artists 45
Pourquoi courons-nous derrière les *bad boys* ? 48
J'arrête d'être débile quand je rencontre un mec bien 49
Questions existentielles passé 32 ans et deux mois 54
De l'intérêt du plan cul… ou pas ! 56

Partie 2 - À l'abordage, ou l'autoroute de l'amour ! 63

Chapitre 3 - Comment s'aimer et s'assumer 64
J'arrête de sacraliser la rencontre 64
Comment une fille tombe-t-elle amoureuse ? 70
Comment laisser de la place à un mec ? 71
L'art d'aimer sans s'oublier 76
L'art d'aimer… sans oublier l'autre 81
Soyez heureuse en étant seule 82
Comment ne pas coucher avec un mec le premier soir ? 84
Quel type de relation souhaitez-vous construire ? 86

Chapitre 4 - Comment le conquérir ? 89
L'art d'être une chieuse 89
Prototype de la chieuse 95
De l'acceptation de la féminité 97
J'arrête de me prendre des râteaux 99
Mais où sont les hommes célibataires ? 103
Techniques d'approche passées au crible 111
Comment un homme tombe-t-il amoureux ? 119

Conclusion 121

Remerciements

Je remercie les spots où j'aime écrire, *comer y beber* :

Au Pays basque : Le Moulin de Bassilour pour les meilleurs gâteaux basques du monde, Le Surf Burger, La Cantine, Kostaldea et La Case de l'Océan à Anglet.

À Montmartre : La Casa Lola, La Cave Café, La Divette de Montmartre, Le Refuge et Chez Francis.

À mes sœurs et mounine.

Et dans l'ordre alphabétique, à toutes mes pauvresses, et anciennes pauvresses de l'amour, préférées : Alice, Caco, Cécile, Céline, Christelle, Delgutto, Delphine, Dreydrey, Edith, Lydie, La Gueuse, Guylène, Is, les Johanna, Mon petit poney, Quiterie, Sandie, Sophie, Sylvaine, Valérie, Véro, Washoe, La Zub… *May the love power be with you !*

Sans oublier un grand merci à Gwénaëlle Painvin, Sandrine Navarro, Valérie Mauriac et Mady Martin.

www.ladymontmartre.com
Facebook : Lady Montmartre

Introduction
(parce qu'il en faut bien une !)

18 millions de célibataires en France…

Des agences de voyages spécialisées, des cours de cuisine, de danse, de massages tantriques, créés pour les célibataires ; une multitude de sites de rencontres de plus en plus ciblés (rencontres extraconjugales, rencontres entre joueurs de flûte traversière du XVIIIe, rencontres entre personnes ne s'épilant pas les aisselles ou entre adeptes du bio[1], voire les deux…) ; des émissions de télé transformées en agences matrimoniales cartonnant en termes d'audience ; des *speed datings*, des *7 to 1* (histoire de réussir à avoir un 5 à 7), sans oublier les affreuses *blind dates*[2], organisées par vos amis et mères (juives ou pas), qui tentent par tous les stratagèmes de vous caser… Mais rien n'y fait…

Pire encore, plus il y a de sites de rencontres, plus le nombre de célibataires s'accroît…

Alors pourquoi sommes-nous autant de célibataires ?

Parce que nous voulons tout !

Les hommes veulent des femmes parfaites, mais, chers messieurs, au risque de vous décevoir, la top model dotée de 1 m 30 de jambes minces et sans cellulite, qui a fait de brillantes études, est extrêmement sociable, vous laisse partir trois semaines en vacances avec vos potes, est votre meilleure amie, est drôle, met sa tenue d'infirmière pour vous donner

---

1. Question hautement philosophique : pourquoi 70 % des clients des magasins bio font-ils toujours la gueule, ont le teint gris et se sentent obligés de porter des fringues moches ? S'il vous plaît, souriez, rayonnez, montrez aux carnivores et autres adeptes de la malbouffe que le bio, ça fait du bien et ça se voit à l'extérieur !

2. Idée débile de vos potes casés, qui décident de transmettre vos coordonnées (sans votre accord préalable, bien évidemment) à un mec que vous ne connaissez pas, afin qu'il vous fixe un rendez-vous dans le but de déboucher sur une éventuelle *love affair*. Taux de réussite : très faible, voire nul. Un conseil : changez d'amis !

un Doliprane (car vous êtes sur le point de mourir) et passe la serpillière en porte-jarretelles, n'existe pas (ou elle se fait payer pour cela).

Quant à vous les filles, non, un homme ne lit pas dans les pensées, n'est pas un super-héros, à la fois *bad boy* et prévenant, et, surtout, n'est pas le clone du prince charmant. Il a troqué son fidèle destrier contre un vélo d'occase…

Nous ne savons plus communiquer autrement que par écrans interposés. Nous passons plus de temps à « discuter » *via* SMS, *chat* ou e-mail, plutôt qu'à nous parler directement. Il est certain qu'un écran a moins de chances de vous renvoyer face à vos peurs, et que vous pouvez disséquer allègrement la moindre ponctuation (« Il a mis trois petits points… Waouh, c'est trop énooorme ! »), fantasmer sur un mot anodin (« Il a mis *Je t'embrasse* ! Il n'a pas mis *Bises* ou *Bisous* mais *Je t'embrasse* ! »), ou encore projeter vos propres envies… Ainsi, la phrase « Je suis près de chez toi, je peux passer te voir ? » (car le mec sort effectivement d'un rendez-vous à trois minutes de chez vous) devient toute une histoire dans votre esprit, ce qui donne : « Il a inventé un rendez-vous bidon et a traversé la ville juste pour me voir ; il est amoureux, c'est sûr ; nous sommes faits l'un pour l'autre ; il est Scorpion ou Sagittaire, déjà ; je la veux dans quel tissu ma robe de mariée ? » Et tout ça en l'espace de cinq secondes… On est quand même balèzes !

Nous aimerions que l'autre entre dans notre monde. Nous ne voulons pas apprendre à le connaître, nous voulons juste qu'il s'intègre parfaitement à notre vie. Nous cherchons le compagnon idéal, de la même manière que nous achèterions un canapé d'angle. Et si la couleur ne nous convient plus dans six mois, eh bien, quoi de plus simple… on le change pour en trouver un autre !

Vive le zapping et la société de consommation… Pour l'amour, c'est pareil, ça se commande et s'échange sur Internet : « Vous ne l'auriez pas en brun à 100 K€ annuels ? »

Nous avons peur de l'Autre. Nous préférons nous enfermer dans un célibat fantasmé plutôt que de nous confronter à cet autre qui pourrait faire exploser toutes les habitudes que l'on s'est créées pour faire fuir inconsciemment un éventuel prétendant.

Mais, quoi qu'il en soit, non, vous ne serez pas célibataire à vie !

Et pour vous y aider, je me suis lancé un défi : 21 jours pour rencontrer *the* mec !

En tant que pauvresse de l'amour, j'ai testé, écumé bars, boîtes, parcs, sites de rencontres. J'ai interrogé ces messieurs pour tenter de cerner leurs attentes. Je me suis pris des vents, des râteaux (que dis-je, des pelleteuses !). J'ai testé les loosers, les boulets, les mecs à mèches, les rockers, les divorcés, les bobos, les No-MO, les artistes, les geeks, les businessmen, les surfers. J'ai tenu une heure, un soir, un mois, une année (enfin, plus souvent un soir). Mais ça y est… j'ai trouvé et vous livre ici un petit manuel de survie, qui, j'espère, vous sera utile.

Vous allez donc passer de là à là-bas !

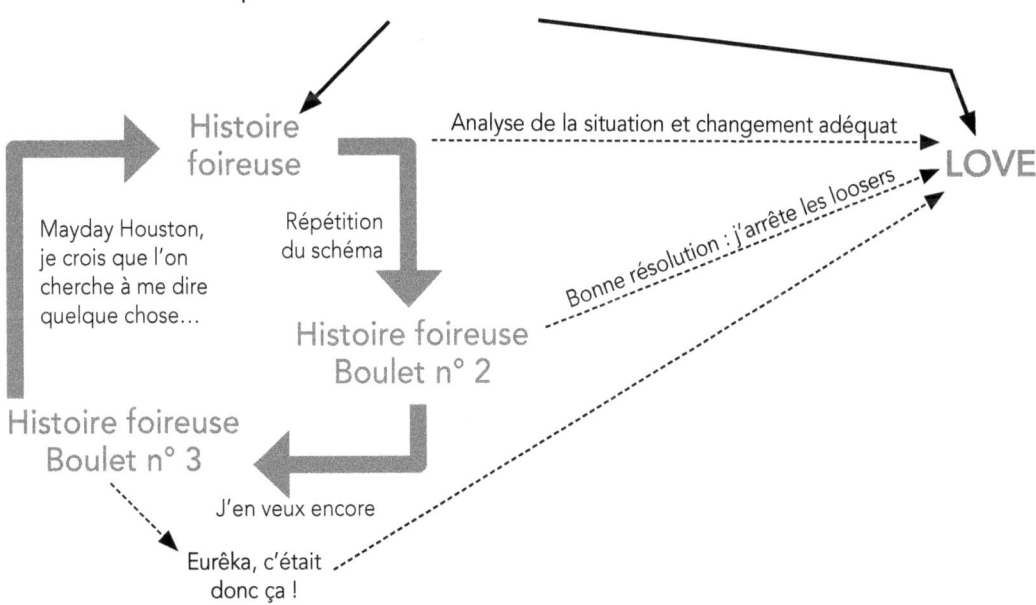

Allez, les filles (et les hommes qui souhaitent un cours de rattrapage pour tenter de comprendre ce qui se passe dans nos têtes), remettez un peu de légèreté dans vos vies et apprenez à vous aimer.

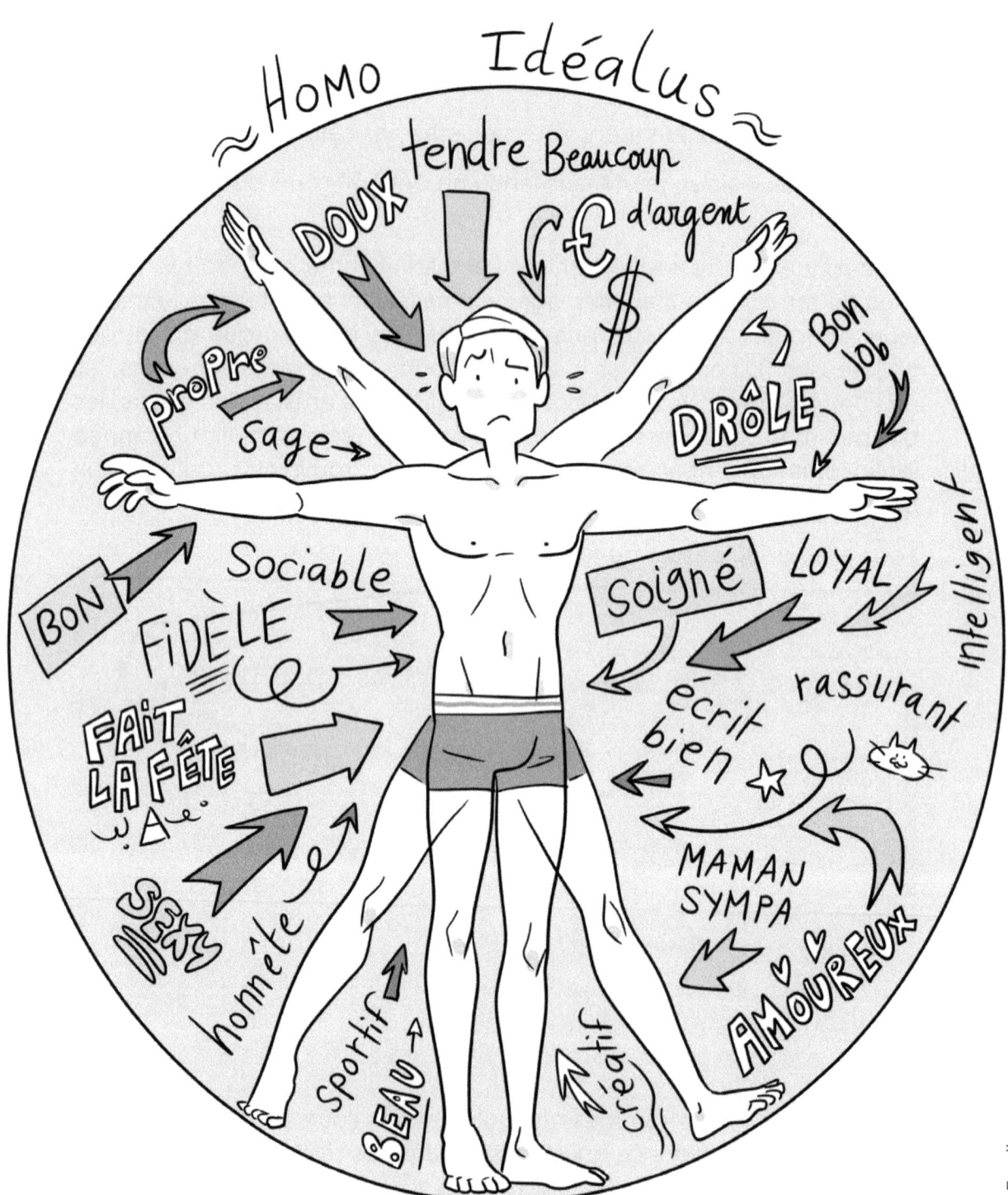

Partie 1

L'auto-sabordage, ou comment ne jamais y arriver !

Chapitre 1
L'art du sabotage

La femme est si simple…

Messieurs, vous vous questionnez sur ce que veut une femme ? Rien de plus simple…

Elle veut un homme doux, mais viril à la fois.

Elle veut un homme qui la comprenne, mais sans avoir besoin de communiquer.

Elle veut un homme qui fasse bien la cuisine, mais qui lave tout après.

Elle veut un homme qui gagne beaucoup d'argent, mais qui ne travaille pas trop, pour pouvoir s'occuper d'elle.

Elle veut un homme indépendant, mais qui la rassure en même temps.

Elle veut un homme romantique, mais pas gnangnan.

Elle veut un homme qui la prenne sauvagement contre le mur du couloir, mais qui sache aussi être tendre (et tout ça, bien évidemment, en fonction de son humeur à elle).

Elle veut un homme qui s'excuse quand il a tort, mais qui ne la reprenne pas si c'est elle qui a tort.

Elle veut un homme qui aime faire la fête, mais qui aime aussi passer des soirées cocooning.

Elle veut un homme qui prenne des initiatives, mais pas trop quand même.

Elle veut un homme qui la traite d'égal à égal, mais qui lui tienne la porte, paie l'addition et conserve (un peu) ses penchants machistes.

Elle veut un homme sincère, mais qui ne lui dise pas qu'elle devrait se mettre un peu au régime.

Elle veut un homme qui a des tatouages, les cheveux longs et joue dans un groupe de rock le soir, mais qui est architecte reconnu pendant la journée…

Oui, la femme est un être complexe, messieurs, mais, afin d'éviter toute forme d'incompréhension, mettez-la face à son incohérence, obligez-la à parler et à vous expliquer ce qu'elle a réellement dans la tête. C'est en échangeant que vous parviendrez à construire de belles choses, et surtout à tout simplement vous comprendre.

Quant à vous, les filles, la question est la suivante : voulez-vous continuer à attendre l'homme parfait, qui par essence n'existe pas, mais qui vous permet de vivre dans le fantasme et de ne pas vous confronter à la réalité ? Ou décidez-vous, dès maintenant, de vous remettre en cause et de ne plus avoir peur de vous engager dans une véritable histoire, avec un homme en chair et en os ?
Oui, un être humain différent de vous, qui a des défauts (comme vous), une autre manière de voir les choses, des attentes et des besoins qui lui sont propres, et qui va chambouler votre quotidien.

Soyez exigeante. Oui, vous avez le droit d'être patiente pour trouver la personne qui partagera les mêmes valeurs que vous, et, lorsque cela arrivera, apprenez à communiquer, à parler de votre ressenti, à mettre des mots sur vos besoins. Mais si cette exigence se transforme en quête de l'idéal, soyez lucide et cherchez de quoi, ou pourquoi, vous avez peur, tellement peur que vous refusez inconsciemment le sentiment amoureux et la rencontre avec le masculin. Tant que vous n'aurez pas fait ce travail sur vous-même, vous continuerez à tomber sur des soi-disant « connards »[3] et resterez célibataire.

---

[3]. Homme sûrement très bien pour une autre fille, mais incompatible avec votre personnalité. Comme il est plus simple, et surtout plus drôle, de raconter à vos amies ce qu'a fait cet enfoiré plutôt que de se demander pourquoi vous attirez ce genre de mecs, il prend la dénomination de « connard ». Mot féminin affilié : « salope », voire « grosse *bitch* ».

Quant à vous les mecs, (re ?)découvrez le principe de réalité et arrêtez le zapping : « Si je mets la tête de celle-ci sur le corps de celle-là, avec l'humour de la troisième là-bas, ça devrait être bon… » Confrontez-vous à la vraie vie et n'ayez pas peur de vous engager… Je vous assure, ça ne fait pas mal !

La *to-do list* avant de rencontrer un mec

▶ Jetez votre pilou-pilou[4].

▶ Achetez de la lingerie.

S'il vous plaît, jetez vos vieilles culottes en coton si confortables, mais qui donnent l'impression d'avoir fait la guerre.

▶ Apprenez à vous désintoxiquer de votre smartphone.

À force d'être branchée 24 h/24, vous donnez l'impression, au mieux, d'être une attachée de presse, au pire, de ne pas vous intéresser aux gens qui vous accompagnent (ou l'inverse…). Et les hommes ont besoin de sentir que l'on s'intéresse à eux !

▶ Donnez peluches et tout objet à l'effigie d'Hello Kitty à votre nièce ;

encore plus si c'est votre pilou-pilou (non mais vous avez quel âge ?) !

---

4. Sorte de bas de pyjama immonde (mais tellement confortable), que l'on traîne depuis des années. À ne jamais enfiler devant un mec et, tant qu'à faire, à jeter si vous en rencontrez un, voire à jeter tout de suite ! Pire que le pilou-pilou, les pantoufles ! Cela ne devrait même plus exister…

▶ Soyez lumineuse et assumez-le !

▶ Arrêtez de raconter vos rêves pourris dès le matin à qui veut les entendre.

Achetez-vous un carnet et notez-les si cela vous fait du bien, mais tout le monde s'en fout que vous ayez été coursée toute la nuit par un panda géant !

▶ Sentez-vous prête, belle et fière de votre allure !

Réglez vos vieilles histoires d'ex et arrêtez de traîner vos casseroles.

▶ Apprenez à ne pas hurler quand vous avez bu :

« Mais ouais, il est trop canon, ce mec. » Il vous entend, il est à un mètre… Ah non, il vient de s'enfuir.

▶ Faites (enfin !) votre crise d'adolescence pour passer au stade de l'adulte.

À 30 ans, il serait temps…

▶ Réintégrez le principe de réalité :

non, vous ne rencontrerez pas Pete Doherty à la sortie d'un concert ; non, vous ne vous installerez pas avec lui dans la foulée. Cela fonctionne malheureusement aussi avec Bradley Cooper.

▶ Apprenez à boire autre chose que des pintes de bière.

Un homme n'a qu'une faible propension à se projeter au bras d'une nana qui tient mieux l'alcool que lui.

L'art du sabotage

J'arrête d'envoyer les mauvais signaux

Vous êtes une fille bien et pourtant vous êtes célibataire. Vous vous demandez d'ailleurs souvent comment cette abrutie de voisine peut être casée, alors qu'elle a le sex-appeal d'une huître.

Mais voilà, chère amie, la seule chose qui différencie celles qui sont prêtes à la rencontre, et trouvent le bon candidat, des autres, c'est le signal qu'elles émettent à destination du mâle !

Célibataires, réveillez-vous et envoyez les bons signaux !

Questionnez vos mères ou grands-mères, toutes vous diront la même chose : « Un homme recherche une femme, une mère, une infirmière et une pute » (elles utiliseraient plutôt le terme de maîtresse…). Sauf que voilà, il y a un bon ordre pour que l'envoi de ces signaux fonctionne…

La mère

Quel type d'homme attire-t-elle ?

☐ les immatures ou les loosers ;
☐ aucun ;
☐ les connards ;
☐ les soumis (si elle est castratrice).

Votre profil : vous avez besoin de tout contrôler et ne laissez aucune place pour qu'un homme puisse s'installer. D'un autre côté, vous êtes très généreuse, votre objectif premier étant le bien-être de l'autre. Le souci majeur, c'est que vous ne fonctionnez que par rapport à ce que vous pensez être bon pour lui, sans vous dire que la personne en face a, peut-être, d'autres attentes. Vous avez tendance à vous oublier complètement, puisque la seule chose qui compte c'est que votre mec (enfant ?) ait tout ce dont il a besoin.

Mon conseil : lâchez du lest, laissez l'homme reprendre sa place. Devenez la femme qu'il aura envie de protéger… et non l'inverse.

Petit aparté sur la castratrice : vous avez besoin de « casser » le mec que vous avez en face. Ce n'est pas du tout conscient. Vous payez l'addition dans sa totalité lorsque vous sortez, vous envoyez des piques, vous tentez de donner l'image d'une femme forte qui n'a besoin de personne… Alors, forcément, vous vous boycottez toute seule. Vous vous êtes ramassé des gamelles, certes, et il est fort probable que cela arrive à nouveau, mais, pitié, tentez d'ajouter un peu de douceur et de féminité dans vos gestes et paroles. N'ayez pas peur de (re)tomber amoureuse. Certes, cela ne marche pas à tous les coups, mais arrêtez de faire payer ces pauvres hommes ; ils ne sont pas les responsables de vos échecs passés.

L'infirmière (ou la psy)

Quel type d'homme attire-t-elle ?

- ☐ l'homo refoulé (ou même pas refoulé d'ailleurs) ;
- ☐ l'homme en procédure de divorce ;
- ☐ le dépressif.

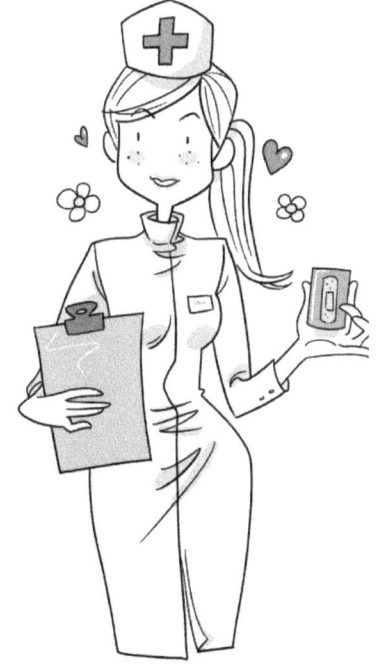

Votre profil : vous êtes à la terrasse d'un café, tous les cas sociaux viennent vous parler. Vous sortez en boîte, un homme vient vous accoster et, au bout de trois minutes, vous êtes en train de discuter de la garde alternée de son fils. Un mec vous plaît au boulot, vous passez trois heures à l'écouter presque chaque soir et, au bout de trois mois, il vous remercie, car, grâce à vous, il fait son *coming out…*

Mon conseil : arrêtez tout ! Laissez Mère Teresa reposer en paix et bougez-vous ! Vous avez de grandes qualités, c'est magnifique, mais conservez ces atouts pour vos soirées entre copines. Si un mec vient

L'art du sabotage

vous aborder, demandez-vous déjà s'il vous attire. Si la réponse est oui, laissez-lui une chance ; si la réponse est non, qu'il dégage. Vous êtes abordée par quelqu'un ? S'il commence à vous parler de son divorce, de ses enfants, de sa dépression, de ses soucis…, dites-lui que cela ne vous intéresse pas et fuyez vers un horizon plus prometteur ! Quand vous serez avec un mec depuis quelque temps, bien évidemment, vous pourrez être à l'écoute. Mais s'il vous plaît, pas au début. Ne montrez plus votre facette « Bon Samaritain », sous peine de ne tomber que sur des boulets.

Allez de l'avant et réveillez la femme tapie sous des couches de gentillesse, de bonne copine, de psy, et, parfois, d'allumeuse gauche… Vous voulez quelque chose ? Obtenez-le !

La pute

Quel type d'homme attire-t-elle ?

☐ potentiellement tous les mecs, mais juste pour un plan cul ;
☐ les hommes mariés.

Votre profil : vous pouvez vous cacher sous des airs de femme extrêmement libérée, il n'empêche que lorsque vous arrêtez de vous mentir, vous aimeriez bien que mister X reste un peu plus longtemps que deux heures auprès de vous… Oui, vous savez attirer les hommes, mais ils ne restent pas. Ils ne voient en vous que la femme fatale, la mangeuse d'hommes aux techniques érotiques hors du commun. Le hic, c'est que si les hommes voient, en premier lieu, la maîtresse, et non la femme qui est en vous, les relations que vous aurez seront certes nombreuses, mais plutôt creuses.

Alors que faire ?

Mon conseil : ayez juste confiance en vous. Vous n'avez pas besoin d'envoyer des signaux sexuels pour que les hommes s'intéressent à vous. Bien évidemment, vous me direz que c'est plutôt sympa, mais, au bout de quelques années, vous aurez, vous aussi, envie que les mecs voient autre chose en vous qu'un postérieur. Vous avez beaucoup d'atouts, vous êtes intéressante (même si vous croyez le contraire) : changez la vision que vous avez de vous-même et apprenez à vous aimer.

Vous l'aurez compris, vous devez modifier votre comportement en devenant « femme ». Assumez-vous en tant que telle. Un homme a besoin de sentir qu'il est utile, qu'il est apte à vous protéger, qu'il fait partie du « sexe fort » (faites-lui croire cela, on sait très bien que c'est faux, mais si cela l'amuse d'être macho et de faire des concours de quéquettes avec ses potes, ne lui enlevez pas…).

Jouez du mystère, ne vous dévoilez pas. L'homme est un chasseur, laissez-le vous traquer sans lui donner, tout de go, les clés pour vous attraper.

Vous êtes une bombe, vous êtes épanouie, vous avez beaucoup de choses à offrir : marchez la tête haute et soyez juste vous-même… Et lorsqu'il sera bien accroché, vous pourrez sortir le reste de vos atouts !

Partez à la découverte de la féminité qui sommeille en vous !

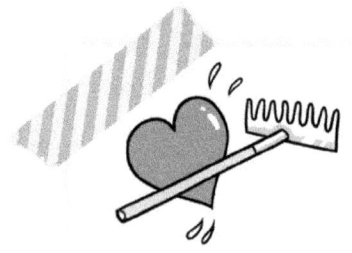

Les mauvaises raisons de vouloir un mec

▶ Vouloir un appartement plus grand ou diviser votre loyer.

▶ Vous trouver une occupation et remplir votre agenda.

▶ Ne plus passer pour la célibataire délurée ou looseuse (suivant la manière dont vous abordez votre célibat) lors des dîners avec vos amis tous en couple.

▶ Ne plus être dans la frayeur de ne pas savoir quand vous allez baiser (merci à Stephen P., graphiste 3D, pour cette phrase mythique).

▶ Vouloir combler un manque.

▶ Pouvoir dire : « Ouais, elle est canon cette chemise, je l'ai piquée à mon mec. »

▶ Pouvoir enfin enfiler cette magnifique petite robe nouvellement trouvée dans un showroom mais dont la fermeture éclair dans le dos ne peut être atteinte par vos petites mains.

▶ Pouvoir refourguer le parfum pour hommes que vous avez gagné pendant la fête de Noël de votre boîte… il y a deux ans.

▶ Pouvoir regarder les pubs The Kooples sans vous dire : « Bande de nazes. »

▶ Arrêter de vous dire : « J'ai tout mais il me manque un mec. »

▶ Ne plus être obligée de dormir avec trois couvertures car vous êtes frileuse.

- Vous satisfaire avec autre chose que YouPorn.

- Ne plus vous retrouver seule le dimanche car toutes vos potes sont au ciné avec leur mec.

- Pouvoir (enfin) participer au dîner de Cassandra, car elle a une table octogonale et ne peut donc pas convier une célibataire, ça ferait désordre.

- Pouvoir arriver au mariage de votre nièce sans passer pour la vieille tata barjo, qui termine les coupes de champagne en « loucedé » et danse comme une folle en hurlant : « Mais qu'est-ce qu'on est serré au fond de cette boîte... chantent les sardines, chantent les sardines ! »

- Avoir autre chose que votre mère, votre pote Alice, votre copain homo ou le cheval Ulysse sur vos photos de vacances.

- Bénéficier d'une réduction d'impôts.

- Ne plus écailler votre vernis en ouvrant une boîte de conserve alors que vous veniez de le poser et qu'il n'était pas sec.

- Parce que votre chien est mort et que vous avez besoin d'une épaule réconfortante.

- Pouvoir lui faire porter les packs d'eau (et d'ailleurs tous les sacs des courses).

- Avoir accès aux haricots verts et salsifis ultra-lights, mais qui sont toujours posés sur l'étagère la plus haute, ce qui vous oblige, naturellement, à opter pour l'étagère du dessous (raviolis et Nutella).

- Tondre, faire des barbecues et des feux de cheminée (ou faire la plomberie dans votre chambre de bonne, ah ben non, c'est vrai, il n'y a ni évier ni douche !).

L'art du sabotage

J'arrête de « gérer » l'amour

58 % des 18-24 ans et 50 % des 25-34 ans avouent gérer leur histoire d'amour de la même manière que leur carrière (résultats d'un sondage OpinionWay pour Meetic®)...

À voir le taux de chômage, on n'est pas dans la merde...

Mais où est passé l'amour ? Et que donne au final un amour « géré » ?

1. Vous rencontrez quelqu'un, vous faites une analyse immédiate du marché.
Y a-t-il une forte concurrence ? Si oui, cette personne dispose-t-elle d'un réel avantage concurrentiel ? Mon agenda me permet-il de caler des rendez-vous ? Est-ce que cette fusion peut se révéler rentable ? Si tel n'est pas le cas, cette personne est-elle un boulet, ou le destin me ferait-il des avances ?

2. Vous décidez d'investir dans cette histoire.
Dois-je communiquer ? À quel moment aurai-je atteint le seuil de rentabilité ? À l'atteinte de celui-ci, dois-je revendre le « produit » ou peut-il supporter une stratégie de diversification ? Est-ce plus intéressant de prendre de nouveaux locaux ? Un contrat de mariage pourrait-il faire diminuer les charges ?

3. Quelque temps plus tard, vous rencontrez une seconde personne.
Dois-je céder les parts de la première ? Puis-je utiliser les deux conjointement ? Ai-je eu le temps de faire une plus-value ?

À voir comment les carrières se gèrent actuellement, il n'est pas étonnant de constater que les histoires d'amour finissent (voire commencent) en véritable fiasco. Pourquoi ? Parce qu'il est impossible de gérer l'amour, les émotions et les sentiments. La seule chose que vous devriez gérer est votre compte en banque.

À force de tenter vainement d'éradiquer nos émotions et nos sentiments, nous oublions le plus important : notre humanité. Nous voilà rehaussés au rang de robots tendant vers un seul objectif, la perfection. Tout doit être lisse : une carrière impeccable, un couple *bankable*, trois heures de sport par semaine, un écran plat, un bel appart, une magnifique paire de Louboutin (qui ne font pas mal aux pieds malgré les 12 centimètres de talons… mensonge !) et une belle voiture.

Nous voulons tellement contrôler notre vie, ressembler à une publicité, que nous en oublions la beauté naturelle, l'aventure, la spontanéité et la surprise. Bref, tout ce qui nous fait nous sentir vivants et heureux.

Nous gérons nos histoires d'amour en pensant que, grâce à cela, nous en conserverons la maîtrise. Pourquoi au fond ? Parce que nous avons peur, peur de nos sentiments, peur de l'abandon, peur de la trahison.

Comment vais-je m'en sortir si je mise tout sur une histoire et que celle-ci s'achève ?

C'est justement là que le bât blesse, car, dès le début d'une histoire, cette question est tapie dans l'ombre. Et pour y répondre, la majorité des gens vont réagir soit par la gestion et le contrôle (je reste maître de mes sentiments pour ne pas me « ramasser les dents »), soit par l'opposé (je fais tout ce qui est en mon pouvoir pour plaire à l'autre et, au final, je m'oublie et ne sais plus qui je suis).

Voilà le hic : nous nous retrouvons au choix dans une combinaison amoureuse feinte ou bien dans une relation où l'un des protagonistes s'oubliera totalement jusqu'à ne plus exister. Forcément, cela ne peut pas durer et, si cela vient tout de même à se prolonger, ce sera dans l'abnégation et la souffrance. Est-ce vraiment nécessaire ? Non ! À moins d'être purement masochiste : « Oh oui, souffrance, abnégation, humm !, oui, sors ta cravache, éperonne-moi les flancs, humm !, oh oui, de l'huile bouillante sur le corps… ! »

Personnellement, je n'aime pas l'abnégation.

Alors une troisième voie reste possible : l'équilibre. La peur de l'échec, nous l'avons tous, mais ce n'est pas une raison suffisante pour ne pas tenter de construire une relation équilibrée, sans passer par la case zapping, où chacune des parties pourra s'épanouir émotionnellement, amoureusement, sans perdre son identité propre.

Et cela commence par quoi ?

Par vous aimer vous-même et vous accepter pleinement. Par ce premier grand pas, vous n'allez plus être dans l'attente que l'autre vienne combler vos manques, et vous éviterez ainsi de vous mettre en couple juste car il le faut. Non, il ne faut rien ! Profitez de votre vie de célibataire, apprenez à vous connaître, et, quand ce sera le bon moment, vous rencontrerez quelqu'un. Il ne sert à rien de rabâcher des « j'ai tout mais il me manque un mec (ou une nana) », « tout pourrait aller bien mais je suis seul(e) ».

Non, il ne vous manque rien, si ce n'est assez d'estime de vous-même. Arrêtez d'user de ce « mais ». L'amour ne se commande ni ne se gère, il arrive toujours à point nommé lorsque l'on ne court pas après. Il n'y a pas de honte à être célibataire. Cessez de vous comparer à vos amis en couple, vous ne savez pas ce qu'ils vivent en leur for intérieur. Par ailleurs, à force de concentrer vos pensées sur le manque, vous ne ferez qu'accroître celui-ci. Prenez déjà conscience de tout ce que vous avez, de tout ce que vous êtes… Non, vous ne manquez de rien. L'amour est tout autour de vous, il n'est pas seulement le lien entre deux êtres. L'amour, c'est aussi la beauté que vous voyez en vous, dans un beau paysage, au milieu d'une soirée entre potes.

L'amour ne doit pas se gérer, tout comme les émotions, mais il peut en revanche s'équilibrer, ce qui sous-entend d'accepter et de verbaliser ses ressentis et émotions sans peur d'un jugement quelconque. L'autre n'est pas, et ne sera jamais, dans votre tête. Vous ne pourrez pas le changer pour le transformer en être idéal et vous ne devez pas vous oublier non plus en vous fondant en lui. La personne que vous rencontrerez sera forcément différente de vous, et vous aurez à l'accepter telle qu'elle est, et non telle que vous aimeriez qu'elle soit. Conservez chacun votre part d'individualité et nourrissez le couple que vous construirez. Une relation équilibrée est identique à une pyramide solide en sa base.

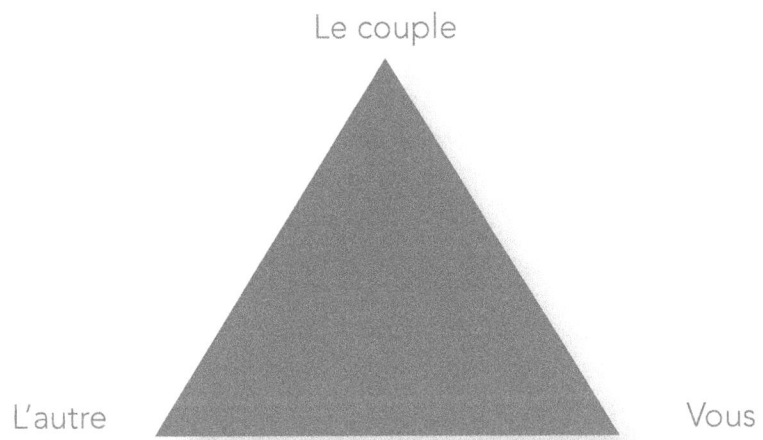

Si vous désirez faire plaisir à l'autre en oubliant vos propres besoins ou, inversement, si vous faites tout pour que l'autre vous ressemble, vous atteignez la fusion : l'autre se fond en vous ou vous vous fondez en l'autre, mais la pyramide s'effondre. À vous de savoir quel type de relation vous voulez…

Comme le disait Saint-Exupéry : « L'amour, ce n'est pas se regarder l'un l'autre, c'est regarder ensemble dans la même direction. »

Nous ne sommes pas sur terre pour souffrir, mais pour nous aimer. Alors, au lieu de crier ou, à l'inverse, de tout garder en vous, parlez.

N'ayez pas peur d'entrer dans la danse. L'histoire que vous vivrez pourra un jour se terminer, mais vous l'aurez pleinement vécue et en sortirez grandie.

Lorsque vous tombez amoureuse, comme l'expression le laisse entendre, vous chutez. Acceptez de tomber vers l'autre et de vous abandonner à l'inconnu, autorisez-vous à ne pas tout vouloir contrôler. En bref, arrêtez de gérer, ce n'est pas compatible avec l'amour.

La phase « J'ai un mec juste pour avoir une histoire »

Il faut se rendre à l'évidence. Après quelques mois (ou années) de célibat, et après avoir dépassé la phase des plans cul, certaines d'entre vous peuvent craquer. Vous avez juste envie de sentir des bras autour de vous et vous devenez extrêmement vulnérable. C'est souvent à ce moment précis que vous vous résignez et entamez une histoire. Avez-vous choisi le prétendant ? Non, autant se l'avouer, c'est le seul à vous avoir rappelée le lendemain de votre rencontre.

Il ne vous plaît pas outre mesure, vous n'avez pas grand-chose en commun, vous savez au fond de vous que ce n'est pas avec lui que vous construirez quoi que ce soit, mais, à ce moment précis, vous avez juste envie de vous souvenir de ce que cela fait de partager autre chose que son lit avec un homme.

Attention, les filles, soyez le plus honnête possible avec Monsieur…

Tout d'abord, parce qu'on ne joue pas avec les sentiments d'autrui, mais surtout parce qu'en « cassant » ce pauvre homme, c'est nous qui allons récupérer un boulet qui aura peur de s'engager par la suite (pensez aux suivantes, merci !).

Mais aussi, et surtout, soyez le plus honnête possible avec vous-même. Combien de nanas (et de mecs) restent en couple « juste parce qu'elles ont peur d'être seules » ! C'est affligeant. Vous pouvez commencer une histoire en sachant dès le départ qu'elle ne mènera à rien, et puis, au fil des jours, des mois… elle se transforme en année ! Vous n'aimez pas la personne en face, elle le sent bien et fait tout pour gagner votre amour, ce qui vous lasse encore plus et, au final, vous êtes tous les deux malheureux. Ne vous mentez pas ! Si vous avez vraiment besoin de l'affection temporaire d'un mec, dites-le-lui et passez vite à autre chose, mais ne rentrez pas dans ce cercle vicieux où vous n'avez aucun cran et restez en couple… juste par habitude.

Eh oui, messieurs, vous n'avez malheureusement pas le monopole des faux-semblants !

J'arrête de penser à la logistique !

Vous voulez rencontrer l'âme sœur, vous êtes nourrie aux contes de fées, vous imaginez déjà la rencontre au ralenti dans un lieu onirique. Et, au final, vous êtes seule.

Pourquoi ?

Peut-être que vous pensez trop à la logistique et rationalisez tout. « Le mec que je dois rencontrer doit vivre à Montmartre. Il doit être brun, bien gagner sa vie, exercer un métier sympa, plaire à ma famille, avoir la même éducation que moi, correspondre à tous mes amis. Il doit avoir entre 32 et 43 ans et ne pas avoir d'enfant… » Alors, que vous dire, si ce n'est : bon courage dans cette simili quête du Graal !

Quête sur laquelle surfent tous les sites de rencontres en utilisant des algorithmes complexes pour sélectionner la soi-disant « perle ». Version moderne de la vieille marieuse du film *Rabbi Jacob* : « T'y veux une rousse, j'ai ! T'y veux une brune, j'ai aussi ! » Mais, mesdemoiselles, si cela fonctionnait ainsi, ne pensez-vous pas que vous seriez déjà en train de chevaucher un blanc destrier ? Si cette technique n'a pas fonctionné jusque-là, elle ne marchera pas davantage dans les dix prochaines années.

« Le cœur a ses raisons que la raison ne connaît point » ? Blaise a raison ; suivez son sage conseil.

L'amour est par essence une énergie mystérieuse. On ne sait pas pourquoi on va tomber amoureux de telle ou telle personne. Alors cessez de rationaliser cela, c'est peine perdue. Au contraire, apprenez à lâcher votre pire ennemi : votre mental. Ce mental qui vous guide vers ce que vous connaissez déjà, car il a peur de l'inconnu.

Combien de fois vous êtes-vous bridée car ce beau garçon ne cadrait pas avec vos idéaux ? Il n'était pas assez *bankable*, ou vous n'aviez pas les mêmes origines ?

La richesse d'une rencontre émane de la différence. Une rencontre est un acte de création, une alchimie mystérieuse. Recopier n'est pas créer. Pour qu'il y ait création, il faut qu'il y ait inspiration, et cela n'a rien de raisonné. Alors, non, trouver une personne qui répondra à toutes vos exigences est foutu d'avance, et c'est tant mieux. Quelle tristesse et quel manque de fantaisie si vous saviez déjà tout ce qui allait se produire, si vous connaissiez déjà l'autre car il vous ressemble en tout point.

Vous pouvez demander que l'autre ait les mêmes « valeurs », ce sont les fondations d'un couple, mais ne vous bloquez pas sur des détails purement logistiques et raisonnés. Apprenez à écouter votre cœur et à vous ouvrir à l'inconnu, sans préjugés ni attentes.

L'homme de votre vie n'est pas dans la projection mentale que vous en avez. Il ne peut être attiré que par ce qui se cache dans le tréfonds de votre cœur. Débranchez votre cerveau et réapprenez à vous émerveiller de tout, car l'amour est déjà là, en vous et tout autour de vous.

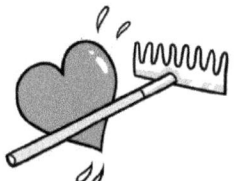

Les dix commandements pour ne plus être célibataire

1. À te caser avec quelqu'un qui te ressemble tu ne chercheras pas.
2. De te projeter trop rapidement, tu éviteras.
3. Le premier soir, tu résisteras.
4. Les blagues de cul et les tapes sur l'épaule, tu stopperas.
5. Faire une tronche de 10 mètres de long et te lamenter, tu oublieras.
6. Critiquer les hommes, tu cesseras.
7. Faire croire que tu n'as besoin de personne (avec ou sans Harley Davidson), tu arrêteras.
8. De ton corps, grand soin tu prendras.
9. La sortie à deux tu privilégieras.
10. En l'amour, tu croiras.

J'arrête de tomber sur des « connards » !

Nous avons toutes eu affaire un jour (bizarrement récurrents ces jours…) à ce fameux mec qui vous fait croire à la lune, vous raccompagne, vous borde après une (bonne ?) baise et disparaît soudainement en pleine nuit (vous avez eu droit au coup du magicien, il vous a fait une « Garcimore »).

Il y a aussi celui qui vous drague toute la soirée, vous demande votre numéro, vous envoie, dès votre départ, un message pour vous inviter le lendemain à dîner dans le resto tendance du moment, et, le fameux lendemain, vous attendez mais rien ne se passe. Et, remarque importante, vous n'avez même pas couché avec lui.

Un autre encore, qui vous téléphone souvent, est adorable avec vous et, soudain, décide de se transformer en véritable naze et se barre d'un coup en vous disant : « On se rappelle » (oui, le « on se rappelle » équivaut en langage masculin à « tu peux effacer mon nom de ta mémoire, et surtout mon numéro »).

Nous assistons de nos jours à un véritable raz-de-marée de mecs de cette catégorie. Mais pourquoi fonctionnent-ils ainsi ?

Plusieurs options :

- Il est déjà casé et tente de se rassurer en testant sa séduction (l'homme Teaser que nous détaillerons plus tard, voir p. 35).

- Il flippe car il pense ne pas être à la hauteur (excuse communément citée par toute nana qui souhaite réconforter une amie face au comportement dudit connard).

- Il ne sait pas où il en est dans sa vie (euh, mouais…).

- C'est un hyper consommateur. Pour lui, la femme de sa vie doit avoir autant d'options qu'un iPad et, s'il en manque une, il cherche la fille qui aura le package complet (il va sacrément galérer).

- Il a conservé ses gènes préhistoriques ; c'est un chasseur de gibier et, comme Monoprix existe, il nous chasse, nous, à défaut de traquer le mammouth.

Eh bien, jouons sur son terrain pour ne plus nous faire avoir comme des bleues. Il veut chasser, il va chasser ! *Girl power* !

Voici quelques astuces à mettre en pratique dès aujourd'hui pour devenir une fille *bankable* :

1. Quand il vous parle, snobez-le un peu (ils aiment la difficulté).

2. À la question : « Tu fais quoi dans la vie ? », ne répondez pas « Directrice-conseil dans une grande agence de pub » ; optez plutôt pour : « Oh, ce n'est pas très intéressant, parle-moi plutôt de toi » (les mecs adorent qu'on les écoute).

3. Non, ne lui dites pas : « Je t'offre un verre », mais « Tu peux aller me chercher une caïpirinha ? » (ils seront heureux de ramener la nourriture comme au temps des cavernes).

4. Faites un peu la cruche (mais pas trop quand même), ça cartonne (ils auront l'impression d'être intelligents et forts).

5. Demandez-lui de tenir votre sac ou votre manteau, ou toute chose qui pèse plus de 500 grammes (ils ont besoin de se sentir utiles).

6. Ne picolez pas comme un trou ! (Les mecs ne se projetteront que difficilement avec une alcoolique.)

7. Surtout, ne lui montrez pas que vous êtes hyper intéressée par lui et que ça fait des mois que vous êtes célibataire.

8. Eh oui, nos mères avaient (encore) raison… Évitez de coucher avec lui la première nuit (ils aiment les gros challenges !).

Enfin, très important, les filles, quand un mec vous veut vraiment, il fait tout pour vous avoir. Donc, si, dès le départ, vous galérez avec lui, que cela fasse une heure, un jour, une semaine ou un mois, laissez tomber, ça ne mènera nulle part. Non, un homme ne met pas quatre mois à tomber amoureux, alors ne vous accrochez pas en usant de tous les stratagèmes pour qu'il vous aime, vous perdrez votre temps et votre estime de vous. Lorsque vous vous aimerez assez, vous attirerez enfin le bon, car vous n'aurez plus besoin de vous rassurer en vous casant avec n'importe qui, juste pour vous sentir aimée. Et peut-être qu'alors, vous ouvrirez enfin les yeux et verrez que l'homme de votre vie est à côté de vous depuis toujours…

Mais pourquoi attirez-vous les « connards » ?

Chère amie, au risque de vous décevoir, vous attirez ce genre de mecs car vous les cherchez inconsciemment. Eh oui, il est plus simple de tomber sur des mecs qui ne vous conviennent pas et de tout mettre sur le dos de ces pauvres malheureux, plutôt que de s'avouer qu'au final, cela vous arrange. En fait, vous fuyez la relation par peur de vous engager. Si vous vous lancez, vous risquez d'être déçue, trompée, trahie, donc vous attirez à vous des mecs avec qui la relation est vouée à l'échec dès le départ. Vous vous confortez ainsi dans votre croyance erronée (les mecs sont tous des salauds).

Mais vous pouvez aussi tomber sur des goujats car vous souhaitez conserver votre statut de victime. Vérité dure à entendre et à admettre, je vous l'accorde, mais vous devez l'accepter pour pouvoir enfin changer. Car, oui, vous êtes responsable de tout ce qui vous arrive, et ce dans tous les domaines de votre vie. Aïe !

Je vous entends d'ici : « C'est bien joli tout ça, mais je fais comment maintenant ? » Eh bien, prenez-en conscience et dites-vous bien que ce qui vous arrive n'est pas de la faute d'autrui, mais bien de la vôtre. Vous avez le choix entre conserver votre statut de victime ou changer votre façon de voir et d'appréhender la vie, avant d'agir pour mettre en place un nouveau mode de fonctionnement. Vous n'en avez pas marre de vous plaindre et d'être totalement passive face aux événements ?

En avez-vous assez de toujours vous trouver des excuses et de rejeter la faute sur les autres ? Répondez « oui », cela ira plus vite, merci !

Alors, par où commencer ?

Débusquez l'intention positive qui se cache derrière ces profils qui ne vous conviennent pas. Derrière chaque action, même négative, il y a toujours une bonne intention (inconsciente la plupart du temps). Souvenez-vous des derniers mecs avec qui vous étiez et trouvez leurs points communs.

Maintenant, cherchez les similitudes dans votre comportement (étiez-vous trop jalouse ? En faisiez-vous des tonnes pour être aimée ? Vous mettiez-vous en colère facilement ? Etc.). Il est important pour vous de faire cet exercice afin de prendre conscience de vos travers, et ainsi de réussir à les changer. Un couple peut être quelque chose d'harmonieux et de simple (avec quelques discordes saines parfois). Vous avez le droit d'aimer et d'être aimée, alors cessez de vous boycotter et décidez de changer dès à présent.

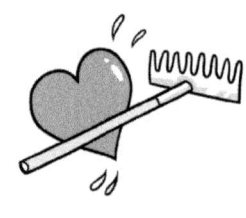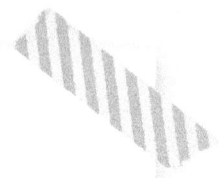

Petit florilège des phrases échangées par deux filles célibataires

- « Mais t'as vu comment elle est moche ? Et putain, elle a un mec ! »
- « Y a que les petits jeunes de 25 ans qui ont des couilles ! Exit les 28-43 ans ! »
- « Tu t'es encore fait larguer ? »
- « C'est dingue, dès que tu passes le cap des six mois sans baiser, tu n'en as même plus envie. »
- Mlle X : « J'ai rencontré l'homme de ma vie ! » Réponse de Mlle Y, résignée : « Ah oui, comme la semaine dernière et la précédente encore... »
- « Dès que je le vois, j'ai le minou qui clignote. »
- « J'en suis à attendre mes rendez-vous chez l'acupuncteur... Pour une fois qu'un mec me touche... avec des aiguilles, certes. »
- « Je crois qu'en fait, la vie c'est comme un jeu vidéo... et a priori, on est en train de perdre, Gertrude... »
- « Un gros connard, ce mec... Si on ne peut même plus compter sur les moches ! »
- « Avant, tu sortais et après tu couchais. Maintenant, tu couches et t'es même pas sûre de sortir. »
- « Tu l'as chopé ? » « Ben non, j'étais pas épilée[5]. »
- « Les boules, même dans les boîtes échangistes on se fait pas baiser. »

---

5. Eh oui, l'épilation, ou plutôt la non-épilation, est la nouvelle ceinture de chasteté des nanas, ou comment être sûre de sortir sans ramener un mec... Eh oui, Messieurs, si, par mégarde, la fille a pris toutes ses dispositions pour ne pas monter chez vous mais a fini par craquer, vous pouvez être certain qu'elle vous demandera où se trouve la salle de bains dans la seconde où elle franchira le pas de votre porte. Elle s'y enfermera cinq minutes à la recherche désespérée de votre rasoir (en priant pour que celui-ci ne soit pas électrique...).

J'arrête les SMS foireux après 22 heures !

Qui n'a jamais envoyé un texto pendant une soirée très (trop) arrosée à un mec vaguement rencontré la veille (cela fonctionne aussi avec l'ex, le collègue sexy, le voisin de palier…) ? Les filles ayant répondu « non » à cette question sont soit mineures, soit de splendides faux-culs, ou tout simplement complètement sobres.

Ce type de message ne devrait jamais arriver à son destinataire. Enfin, ça c'est ce que l'on se dit le lendemain de ladite soirée quand on regarde, fébrile, son téléphone, et que l'on découvre dans la boîte d'envoi le ou les – en fonction du degré d'alcoolémie dans le sang car cela a un lien de cause à effet – texte rédigé avec ferveur dans la nuit. C'est en général à ce moment précis que des flashs de la soirée remontent :

- Oui, vous avez saoulé le serveur car vous ne vouliez pas quitter cette petite terrasse où vous refaisiez le monde avec votre copine.

- Oui, vous vous êtes servie du panneau stop pour faire une démo de *pole dance* avec du lierre dans les cheveux piqué sur la façade de l'immeuble voisin.

- Oui, vous avez demandé, à trois heures du matin, au taxi de vous emmener Chez Moune car vous vouliez danser, alors que vous aviez une énorme réunion de travail le lendemain.

- Oui encore, vous vous êtes auto-cassé un coup avec un mec sublime car, pendant qu'il essayait de vous faire danser la salsa, vous tentiez le remake de *Dirty Dancing* (forcément, quand il vous a vue lui foncer dessus en esquissant un saut de l'ange, il était trop tard pour vous rattraper…), et vous vous souviendrez le lendemain à 16 heures d'où viennent les bleus sur votre corps.

Quand on voit jusqu'où l'on peut aller, doit-on s'avouer la vérité ?

Non, les hommes n'aiment pas recevoir des SMS de filles complètement pétées. Au mieux, ils décident d'oublier ces messages, au pire c'est vous qu'ils oublient (après avoir tout de même fait tourner votre prose à tous leurs potes). Non, ils ne comprennent pas pourquoi vous leur faites une demande d'ami sur Facebook alors que vous les avez juste croisés trois minutes, douze semaines auparavant. Non, ils ne répondront pas à un message tardif du type : « Ça m'a fait tellement plaisir de te voir il y a trois mois. Apéro bientôt ? » ou encore : « Tu me manques… »

À la limite, le seul message qui fonctionne (sauf avec l'ex qu'on s'est tapé pendant trois ans), c'est : « J'ai envie de toi », ou toute autre phrase bénéficiant d'une connotation sexuelle. Sauf que le lendemain, si ce fameux Paul (mec dont on n'a plus de nouvelles depuis deux ans et dont on a presque oublié le visage) vous envoie un : « Je suis en bas de chez toi », assumerez-vous aussi bien l'élan de la veille ?

Mais soyons lucides, nous n'arriverons jamais à stopper ces envois inopinés. La meilleure solution serait de ne pas prendre nos portables lorsque l'on sort (mais comment joindre le code abonné d'Alpha Taxi ?). Nous pourrions aussi réclamer aux Bouygues, SFR, Facebook et autres une option « filles en détresse », qui permettrait d'enclencher une alerte. Dès validation du SMS, cette alerte se mettrait en place et l'envoi ne serait effectué qu'après confirmation de notre part, *via* un code hyper compliqué douze heures après[6] !

Mais, quoi qu'il en soit, restons comme on est. Un jour, nous tomberons peut-être amoureuses d'un commercial Orange (payé à la commission sur le nombre de SMS envoyés), d'un jeune de dix ans notre cadet (personne ne communiquant que par texto et écriture affiliée), ou encore juste d'un mec bien, qui ne jugera pas nos faiblesses, et surtout les états dans lesquels deux ou trois super copines peuvent se mettre lorsqu'elles se retrouvent en soirée !

---

[6]. La bonne astuce de pauvresse : créez un nouveau contact nommé « À Utiliser Bourrée », et enregistrez-y votre numéro ou celui de votre meilleure pote. La prochaine fois que vous serez tentée d'envoyer un texto pourri, utilisez-le ! Mieux encore : la nouvelle appli gratuite Drunkblocker !

Chapitre 2
Hommes/femmes : mode d'emploi

Courage, fuyons !

Depuis quelque temps, nous voyons émerger une nouvelle catégorie d'hommes… l'*homo pathologicus*. Alors voici une petite étude « clinique » menée entre 2004 et 2014 par mes acolytes et moi-même à la terrasse des cafés. Qui sont ces hommes, pourquoi fonctionnent-ils ainsi et comment les fuir ?
Suivez le guide !

L'homme Teaser !

Bienvenue dans l'univers de l'homme Teaser !

Qu'est-ce qu'un Teaser ? C'est la phase initiale d'une campagne publicitaire se présentant sous forme d'énigme, destinée à attirer et à maintenir l'attention du public (merci Larousse !). Eh bien, certains mâles utilisent ces mêmes codes.

N'avez-vous jamais rencontré de mecs qui vous envoient de nombreux e-mails et SMS, vous chauffent à blanc, vous proposent de vous inviter à boire un verre, mais… ne sont jamais disponibles au final ?

L'homme Teaser est souvent déjà pris, mais il a tendance à cacher ce « détail ». Soit il est soudain victime de trous de mémoire en vous faisant croire qu'il est célibataire, soit il ment et tient le discours du « j'ai une nana mais c'est compliqué » (voir l'encadré p. 37), soit il est effectivement overbooké, car il vient de créer sa boîte, mais, dans ce cas, avez-vous vraiment envie d'attendre que Monsieur vous case entre l'investisseur, le prospect et l'agence de com ? Et, de toute façon, sachez que s'il tenait un tant soit peu à vous, il aurait déjà réussi à décaler deux réunions.

L'homme Teaser ne sera jamais physiquement disponible. Autant l'admettre tout de suite, vous allez vous embarquer dans une histoire interminable, et surtout virtuelle.

Mais pourquoi l'homme Teaser fonctionne-t-il ainsi ? Quel est son but ?

L'homme Teaser a peur de perdre sa virilité, car il est en couple depuis longtemps. Il souhaite vérifier si son capital séduction n'a pas flanché, et ces simples échanges d'e-mails et de textos suffisent à nourrir son fantasme d'infidélité. Par ailleurs, ce procédé lui permet de se créer une sorte de réseau de nanas à relancer s'il décide un jour de quitter sa compagne. Car l'homme Teaser est la quintessence de l'homme lâche, qui préfère rester en couple, même sans amour, de peur de se retrouver seul…

Mesdemoiselles, ne rentrez pas dans ce jeu, vous allez perdre du temps avec des questionnements inutiles. S'il décale votre soirée plus de deux fois, laissez-le se faire des films tout seul. Vous, vous êtes dans la réalité ! *Game over !*

L'homme Kiss Cool

Tout comme le bonbon du même nom, l'homme Kiss Cool bénéficie de deux effets. Le premier est trop beau pour être vrai, car l'homme Kiss Cool se transforme en héros de comédie romantique. À peine rencontré, il vous fait la cour, replace des répliques que l'on n'entend que dans les films, vous promet monts et merveilles, vous inclut dans son agenda de la semaine suivante, vous parle de sa vision de l'amour, de la fidélité. Vous avez l'impression de vivre un coup de foudre, personne ne vous a jamais parlé comme ça. Tout en lui semble signifier : « Je t'aime telle que tu es » (merci Mark Darcy), il a vraiment l'air sincère et chamboulé par votre rencontre. Il vous raccompagne chez vous sans monter (alors que de votre côté c'était plutôt open), vous embrasse et s'en va en vous

C'est compliqué
(*It's complicated*)

Version mec : mesdemoiselles, si un type vous sort cette phrase, n'enfilez pas votre tenue d'infirmière pour tenter de comprendre pourquoi c'est compliqué. « Mais il a eu une enfance difficile… », « Mais il est avec une nana qu'il n'aime pas, il est en train de passer à côté de sa vie… », etc. Il n'est justement pas difficile de comprendre que ce « c'est compliqué » sous-entend : « J'ai une ou plusieurs histoires mais je ne suis éventuellement pas contre un plan cul avec toi, enfin, si tu ne t'attaches pas comme un boulet… »

Version nana : messieurs, si une femme vous tient ce discours, cela ne veut pas dire la même chose… Elle a envie de vous raconter ses histoires pour avoir un avis masculin. Si vous lui demandez pourquoi c'est compliqué, sachez que vous allez devoir l'écouter longtemps, très longtemps, et qu'en plus, vous ne pourrez même pas la baiser… Vous apprendrez donc qu'elle a rencontré un mec (avec qui il ne s'est strictement rien passé !) et qu'elle entretient une relation avec Paul, mais que celui-ci ne l'appelle qu'à partir de minuit. Elle se demande donc si c'est juste un plan cul, car il lui envoie pourtant des messages tellement mignons qu'elle est persuadée qu'il est amoureux… Courage, mec !

NB : et surtout, ne lui demandez pas ce que le premier mec de l'histoire (avec qui il ne s'est strictement rien passé) vient faire là-dedans, sous peine de passer encore une heure à l'écouter…

expliquant le programme sublime qu'il vous concocte pour le lendemain. Vous êtes sous le charme, mais…

Le deuxième effet Kiss Cool surgit, c'était du pipeau ! Vous n'aurez jamais de nouvelles, rien. Votre programme du lendemain se résumera à bouffer des Granola en appelant vos copines pour tenter de comprendre l'énergumène, ou à lui envoyer des SMS pourris s'il a daigné vous laisser son numéro (tout en continuant à éclater le paquet de Granola avec un thé vert de faux-cul…). « Quoi, il ne te rappelle pas alors que tu n'as même pas couché avec lui ? » Votre amie a raison, c'est louche… (Un homme normal baise et, après, ne rappelle pas ; mais seulement après !)

Alors qui se cache derrière l'homme Kiss Cool ? Quelles sont ses motivations ?

Cet homme a besoin de séduire de nombreuses femmes, mais est tiraillé par deux éléments contradictoires. D'un côté, il a besoin de se sentir aimé, mais ne veut pas se contraindre à l'acte sexuel, car il en a peur (pour lui l'acte est verbal) ; de l'autre, sa frénésie de séduction et son désir de contrôler l'autre accroissent son narcissisme. Alors, les filles, rien ne sert d'essayer de le comprendre ni de vous remettre en cause… Plaignez-le, surtout. L'hystérie n'est pas le propre de la femme…

L'homme Ken

Ah, l'homme Ken ! L'homme en quête de la femme parfaite, qui multiplie les conquêtes sans jamais réussir à comprendre que le souci ne vient pas de la femme en face de lui, mais bel et bien de lui. Mesdemoiselles, vous n'atteindrez jamais son idéal et ne pouvez pas vous transformer en Barbie (il n'y en a qu'une à ce jour dans le monde, et elle est composée de davantage de plastique que la poupée originale).

Tout comme Rahan, qui cherchait la tanière du soleil avec des moyens que l'on pourrait qualifier de « limités » (petit pagne en peau de bête, collier à crocs et balayage blond), l'homme Ken pourra passer sa vie à débusquer l'objet de sa quête, en vain…

L'homme Ken

L'homme Teaser

L'homme Kronos

L'homme Kiss cool

L'homme Concept

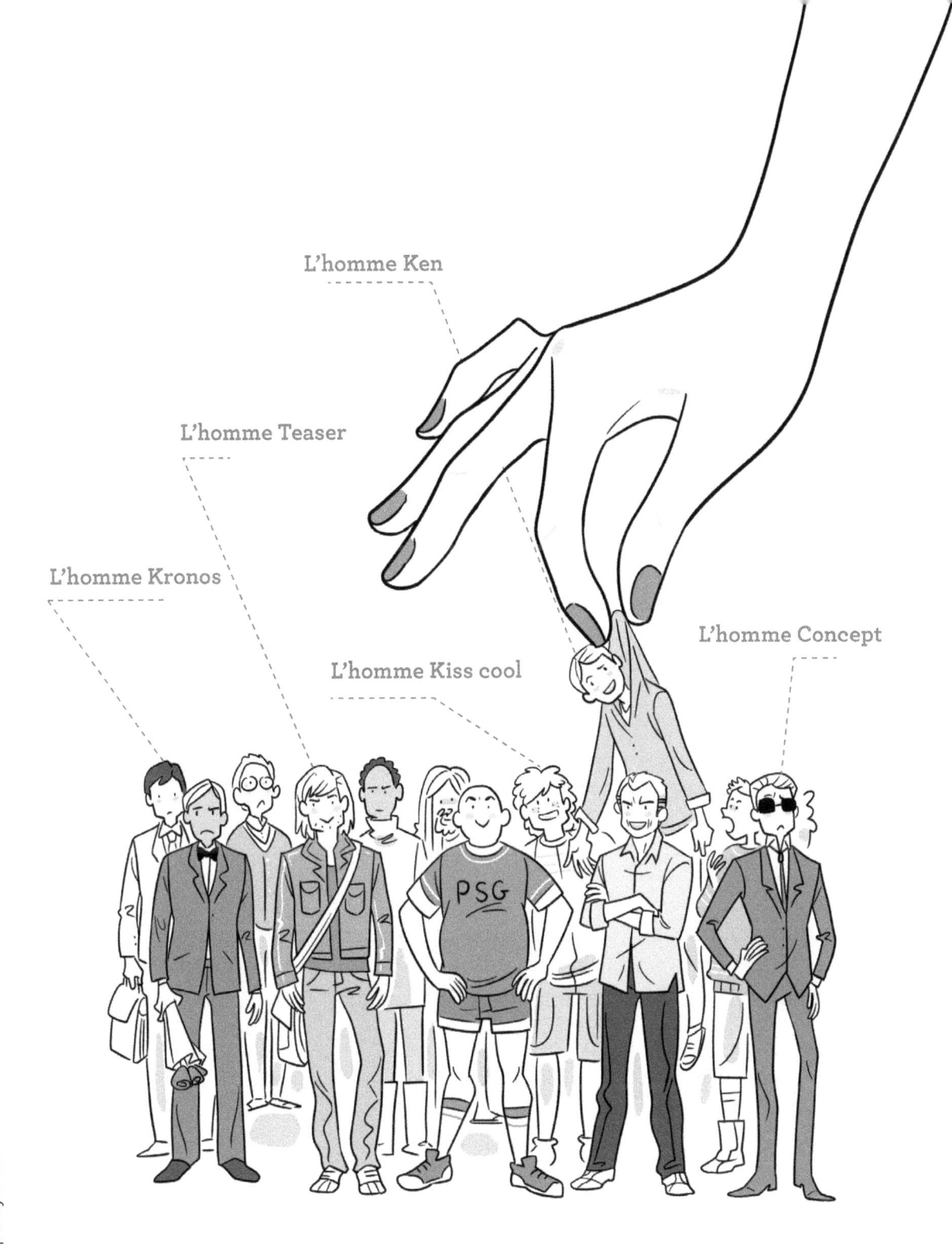

Hommes/femmes : mode d'emploi | 39

Comment fonctionne l'homme Ken ?

Il s'amourache assez rapidement de vous, vous glisse de jolies phrases, vous fait bien l'amour et donne l'impression d'une relation naturelle. Mais l'homme Ken vous teste en cachette. Une part de lui aimerait que votre histoire dure, mais l'autre partie vous a déjà jugée : il vous manque quelque chose. C'est le moment précis où il va sortir ce type de sentences : « Je ne te mérite pas », « Tu es une fille vraiment bien mais… », ou encore commencer à vous comparer à son (ses) ex.

Vous êtes dans l'incompréhension. Incompréhension d'autant plus grande que tout paraissait aller comme sur des roulettes.

Mesdemoiselles, ne vous remettez pas en cause, il ne vous manque rien. Il est impossible d'atteindre la perfection exigée par ce type d'homme, car il ne sait pas lui-même ce dont il a vraiment besoin. Un psy peut-être ?

Mais ne mettons pas tout sur le dos de ces hommes. Certaines nanas aussi souffrent de ce syndrome de quête de la perfection. La différence majeure par rapport à leurs homologues masculins, c'est que la femme Ken (ou plutôt Barbie), elle, va rester avec son conjoint, tout en lui faisant vivre un enfer, car il n'est jamais assez bien à ses yeux. Messieurs, si vous tombez sur ce type de persécutrice, arrêtez d'accepter cette victimisation : fuyez !

L'homme Kronos

Pourquoi certains hommes ont-ils un problème d'ego dès qu'il s'agit de chiffres ? Ils se sentent obligés de réaliser des équations à trois inconnues pour calculer l'âge idéal de leur conquête :

- **Exemple 1** : prenons un homme de 32 ans. Il vit seul, gagne à peu près correctement sa vie, dispose d'un cercle d'amis fidèles (mais essentiellement casés). Sachant que cet homme sort chaque week-end, vit en colocation et s'emmerde à mourir dans son taf, quel sera l'âge de sa future conquête ?
Réponse : 32 multiplié par 2 = 64, divisé par 4 = 16, + 5 = 21 ans.

● **Exemple 2** : nous avons cette fois affaire à l'homme marié de 57 ans. Il est doté d'une très bonne situation (ce qui inclut la résidence secondaire dans le Sud), joue au golf, ne travaille plus le jeudi et bénéficie d'un coach sportif et d'une cabine à UV à domicile. Trouvez l'âge de sa maîtresse.
Réponse : 57 multiplié par 2 = 114, divisé par 4 = 28,5, + 5 = 33 ans et demi (oui, pour la maîtresse jeune, inculte et/ou vénale et/ou n'ayant pas réglé son complexe d'Œdipe, il est de rigueur de conserver le « et demi »).

Mais pourquoi fonctionnent-ils ainsi ?

Analysons tout d'abord l'exemple 1. Nous avons affaire au mec typique de la génération brisée (voir l'encadré p. 43). Il a peur de s'engager, et il a surtout peur des nanas de son âge, car il s'imagine (à tort) que celles-ci voudront se marier dans les six mois et avoir un gamin deux mois plus tard.

Cher ami, les progrès de la science ont allongé de manière extrêmement conséquente l'horloge biologique de vos congénères de sexe féminin, ne vous inquiétez donc pas sur ce point (sauf si la nana vous parle d'enfant dès le premier rendez-vous). Mais voilà, notre jeune homme a peur et s'imagine que, s'il rencontre une femme de son âge, il va rentrer dans un moule, et surtout commencer à vieillir. Car en ne s'engageant pas (et c'est valable pour vous, mesdemoiselles), il a l'impression d'avoir prise sur le temps.

Beaucoup d'êtres humains imaginent la vie de manière linéaire. Tout d'abord l'école, les études, le premier studio, le boulot ; puis la vie à deux, les enfants, la maison, la retraite et la mort (sachant que la retraite, c'est déjà la mort). Alors forcément, vu sous cet angle, passer le cap de la vie à deux, c'est prendre un raccourci vers le cimetière, et c'est aussi la peur de se dire que, dès que vous serez en couple, plus rien d'attrayant ne se passera. Le trentenaire qui se tape une jeune de 20 ans a aussi besoin de se sentir rassuré, et les filles de son âge le font flipper. Avec une gamine, il a l'impression d'être riche et intelligent (surtout si elle est encore étudiante). Et cette jeunette n'a pas un pet de cellulite sur la culotte de cheval…

Pour l'exemple 2, c'est à peu près la même chose, mais dans le sens inverse. Il voit son épouse vieillir (comme lui), mais ne l'accepte pas. Il se rabat alors sur une femme plus jeune. Il a l'impression de rajeunir au travers de l'image de la jeunesse qu'elle lui renvoie. Il change de look, part en voyage, modifie son champ lexical pour faire plus « djeuns ». Mais pour ce personnage-là, on ne peut pas lutter.

Donc, d'après ces savants calculs, les filles, autant se l'avouer tout de suite, nous sommes fichues, à moins d'attaquer les petits jeunes (NDLR.EDMM – note de la rédaction enfin de moi-même – ils frisent la perfection, essayez au moins une fois et privilégiez le 22-25 ans… 20 ans s'il est brésilien).

Autre possibilité : nous pouvons changer, baisser les armes et montrer aux hommes que nous avons aussi peur qu'eux, mais que nous acceptons de tenter quelque chose. Nous ne serons jamais sûres qu'une histoire puisse durer, mais nous pouvons toujours essayer.

Et, non, la vie n'est pas linéaire, et jusqu'à notre dernier souffle, il se passera des choses merveilleuses. Nous sommes maîtres de nos destins et, tant que nous serons en vie, nous pourrons créer ce que bon nous semble. Alors n'ayons pas peur d'avancer et de porter haut les couleurs de l'amour ! Nous sommes sur cette terre pour aimer et être aimés, pour faire surgir l'amour n'importe où, pour voir l'amour tout autour de nous, alors allons-y ! Cessons de nourrir la peur, transformons-la en amour.

L'homme Concept

Une nouvelle tendance émerge : le partenaire concept, ou l'amour conceptuel (au choix).

C'est comme un *concept store* Lagerfeld : beau, épuré, interactif. On y trouve tout ce qu'il y a de plus chic, pas de passage en caisse, du plaisir immédiat, de l'esthétisme, et surtout la possibilité d'entrer et de sortir comme et quand bon nous semble.

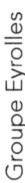

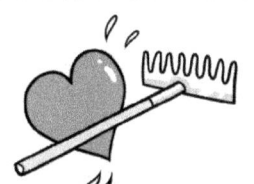

La génération brisée

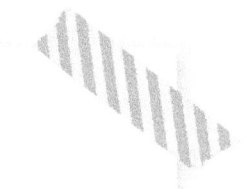

Ce sont des personnes nées dans le créneau 1975-1979 (inclus). Ne faisons pas de généralités hâtives, mais elles sont la première génération à avoir connu le divorce de leurs parents en masse. Cette micro-génération (dans sa durée) est sacrifiée dans la mesure où elle fait le pont entre les repères « traditionnels » (l'homme est là pour faire bouillir la marmite) et le nouveau modèle (la femme a autant de place que l'homme et, s'il n'est pas d'accord, il se prend la marmite dans la gueule). D'où une perte de repères totale pour les filles nées entre 1975 et 1979, qui oscillent entre espérer ou défoncer le prince charmant ; et pour les mecs, qui ne savent plus s'ils ont le droit d'user de leurs attributs masculins pour séduire une femme ou s'ils doivent s'écraser comme des lavettes pour laisser la femme amazone rayonner de ses pleins pouvoirs.

Un conseil : messieurs, redevenez de vrais mecs, et, mesdemoiselles, mettez un peu de douceur dans vos vies (douceur n'est pas faiblesse !).
Ce n'est pas parce que vos parents ont échoué que vous ferez de même.

Hommes/femmes : mode d'emploi | 43

Et voilà, de plus en plus d'hommes et de femmes s'enferment dans l'amour conceptuel. Ils veulent rencontrer quelqu'un, mais ne s'imaginent pas un seul instant devoir changer leurs habitudes. Pire, se voir tous les jours ! Et alors, vivre à deux ? Se pendre serait pour eux une bien meilleure alternative. Plus traumatisant encore, imaginer l'éventualité de ne pas pouvoir zapper… Le plus ironique, pour certains d'entre eux, c'est qu'ils devraient déjà réussir à se caser avant de songer, même de manière hypothétique, à zapper…

D'après eux, l'amour doit se vivre dans l'esthétique, et surtout dans la facilité. Ils rêvent leurs vies sentimentales. Dans ce rêve, ils imaginent rencontrer une personne qui les comprendra en un regard, qui partagera de merveilleux moments sur une plage de sable fin ou avec un bon verre de vin, qui saura exactement quoi faire et quoi dire en toutes circonstances, mais surtout qui déguerpira sur-le-champ si cela arrange notre principal protagoniste.

Et c'est ce qu'ils font : ils zappent, ils consomment, ils cherchent, ils trouvent, ils changent, ils échangent, ils laissent tomber, ils testent, ils reviennent, ils scrutent, ils traquent le défaut, ils chassent… Mais rien n'y fait, leur idéal ne peut pas être atteint.

Rencontrer l'autre, c'est se rencontrer soi-même et apprendre à se connaître davantage, ce que les adeptes de l'amour concept ne veulent pas faire, par peur de se remettre en question et surtout de perdre une partie de leur identité.

L'amour n'existe plus. C'est devenu un concept 2.0, que l'on peut désormais acheter, ou plutôt louer, en ligne, *via* n'importe quel site de rencontres.

Bien évidemment, en dehors de ces cinq catégories, les hommes sont normaux, avec leurs qualités et défauts tout comme nous. Mais si vous ne tombez que sur des Ken, des Kiss Cool, des Teaser ou autres, demandez-vous pourquoi… On n'attire que ce que l'on cherche (consciemment ou pas).

Alerte rouge : les Pick-Up Artists

Voici une interview exclusive que j'ai menée pour vous avec Joseph, un ancien Pick-Up Artist (PUA). Je me suis donc retrouvée nez à nez avec un beau gosse, créatif dans une agence de publicité…

Moi : Alors, tout d'abord, peux-tu nous dire ce qu'est un Pick-Up Artist, et comment cette tendance a émergé ?

Joseph : Comme son nom l'indique, c'est l'art de draguer, que vous soyez dans la rue, dans un bar ou ailleurs. Le concept est apparu dans le livre *The Game*, écrit par le journaliste Neil Strauss. Comme il n'était pas doué avec les femmes, il a décidé un jour de suivre un coach en séduction, Mystery. Il a ensuite écrit *The Game*, méthode de deux cents pages apprenant aux hommes comment draguer, mais surtout comment attirer les femmes dans leur lit.

Moi : Peux-tu nous expliquer les différentes étapes de la méthode ?

Joseph : Dès que l'on a une cible en vue, on commence par un *opener* (la façon d'entamer la discussion). Le livre en propose même plusieurs. Il ne doit pas durer très longtemps, et surtout être différent de ce que les mecs lambda racontent. Par exemple, vous abordez une fille dans la rue et lui dites : « J'ai une petite question à vous poser. » La fille s'arrête et vous continuez : « Êtes-vous plutôt Tagada ou Dragibus ? », ou encore, dans un bar : « Qu'est-ce que tu ne fais pas dans la vie ? » La nana sourit et vous pouvez enclencher le reste des étapes. Vient donc ensuite la phase de DHV (*Demonstrate High Values*), pour démontrer de manière subtile que vous avez un *lifestyle* attractif. Par exemple, si vous êtes organisateur de soirées, dire à la fille : « C'est marrant, ce soir, j'organise une grosse soirée dans tel endroit » (et on ne l'invite pas) ; ou encore : « Ça me rappelle la dernière pub que j'ai faite. » À partir de ce moment, vous commencez à susciter l'intérêt.

Moi : Donc, les Pick-Up Artists sont des hommes plutôt éduqués et CSP+ ?

Joseph : De manière générale, oui. Soit ils ont un style de vie élevé, soit ils doivent s'en créer un, avoir des passions, se cultiver, aller voir des expos, afin de pouvoir tenir une discussion et avoir la bonne repartie.

Moi : Quelle est l'étape suivante ?

Joseph : La qualification. C'est la recherche des points communs pour créer une connivence et lancer le fameux : « C'est dingue, on se croise dans la rue (dans un café, à l'autre bout du monde, etc.), et on a tel ou tel point commun, c'est le destin. » Vient ensuite la phase de confort dans laquelle on va commencer ce que l'on appelle les gestes « kino ». C'est le moment de toucher la main ou l'épaule de la nana, sans appuyer lourdement, bien évidemment. Si la fille ne se décale pas, c'est open, et vous terminez sur le *kiss close* ou *num close* (en gros, vous lui demandez son numéro ou vous l'emballez directement en fonction du contexte). Détail important : vous avez un laps de temps de sept heures pour coucher avec la nana. Par exemple, si vous rencontrez la nana à 20 heures et qu'à 3 heures du matin elle n'est pas dans votre lit, vous passez à une autre.

(NB : sachant cela, les filles, attendez le lendemain…)

Moi : Je crois savoir que vous utilisez aussi des tests psychologiques ?

Joseph : Oui, le plus connu est le test du cube. Il y a d'ailleurs un livre très complet au sujet de ce test psychologique, que je recommande car il va loin dans l'analyse (*The Secret of the Cube*). Mais vous pouvez trouver quelques éléments sur Internet. Cela consiste à demander à la fille d'imaginer un désert, puis un cube, une échelle, un cheval, un orage et des plantes, et d'analyser ses réponses par la suite. Cela permet de savoir à qui l'on a affaire et de créer un rapprochement. Il y a aussi le test du champ de fraises, pour connaître la sexualité de la fille.

Moi : Est-ce que toutes ces méthodes fonctionnent à chaque fois ?

Joseph : Dans ma période faste, je chopais tous les soirs et avais très peu d'échecs, car c'est un cercle vertueux. Plus vous y arrivez, plus vous avez confiance en vous, et plus vous attirez les nanas. Je me suis retrouvé à « gérer » quinze histoires en même temps. Le bouquin explique aussi comment faire pour que la nana ne s'attache pas et, le cas échéant, comment la larguer.

Moi : Et où en es-tu maintenant ?

Joseph : Je suis en couple et très heureux depuis trois ans, mais j'avoue que cela a été dur d'arrêter, car j'étais devenu complètement addict. J'ai rencontré ma compagne en pleine période faste et, là, j'ai eu peur pour la première fois de ne pas réussir à la séduire…

Moi : Cela sous-entend que tu savais que c'était la bonne ?

Joseph : Oui, et je me suis calmé petit à petit, jusqu'à arrêter totalement de fréquenter d'autres filles quelques semaines plus tard.

(NB : tout n'est pas perdu, les filles…)

Moi : Comment une nana peut-elle reconnaître un Pick-Up Artist ?

Joseph : C'est très dur de déceler un bon PUA, mais voici quelques pistes. Il est hyper looké et garde un accessoire toute la soirée (bonnet et barbe[7], chapeau, lunettes, etc.). Il ne commence jamais par un compliment et ne joue pas le romantique. Qu'il couche ou non avec vous, il ne vous rappellera pas le lendemain, mais éventuellement une semaine après, pour vous garder sous le coude.

Moi : As-tu un conseil à donner aux nanas pour ne pas se retrouver dans ses filets ?

Joseph : Ne couchez pas le premier soir, sauf si vous avez envie d'un *one shot*.

Et surtout, arrêtez de courir derrière un idéal, car le véritable amour sera à l'opposé de ce que vous cherchez. Ouvrez-vous à des profils de mecs différents pour ne pas répéter les mêmes schémas.

---

7. Euh, et on fait comment avec les hipsters ?

La playlist « Lady Montmartre est vénère[8] de l'amour »

Si vous ne pouvez pas scanner un flashcode, direction Google : tapez la playlist « Lady Montmartre est vénère de l'amour », vous arriverez directement sur la page.

Pourquoi courons-nous derrière les *bad boys* ?

Il est beau, il est sympa, vos copines l'apprécient, mais… il est trop gentil. Mais pourquoi cherchons-nous toujours à tomber sur le clone du *bad boy* qui va nous jeter en moins de deux ? Parce que l'on est assez abruties pour se dire qu'avec nous, il va changer… Gros challenge en perspective. Et surtout, mission impossible. Vous ne changerez jamais personne ; la seule personne que vous puissiez changer, c'est vous-même, et encore faut-il le vouloir vraiment.

Mais un *bad boy*, c'est tellement excitant ! Penser qu'il risque de se barrer dans la journée, que vous ne savez jamais quand vous recevrez les prochaines nouvelles, que vous ne savez d'ailleurs même pas dans quoi il travaille (vous fantasmez sur le mec en marge de la société, qui fait des deals un peu borderline… il est juste plombier en fait. On ne tombe pas tous les jours sur Johnny Depp et consorts).

Vous avez besoin de ce petit plus qui vous fait frémir, mais sachez que vous allez perdre un temps fou, car, à force de tomber sur ce type de mecs, vous allez vous user, souffrir, et réellement finir seule.

---

8. En d'autres termes « est énervée », car elle vient de se faire larguer (ou de péter son talon devant un bar bondé). Voilà donc une playlist pour sortir vos tripes ou pleurer en fonction du besoin latent.

N'ayez pas peur de tenter le gentil au moins une fois. Effectivement, cela peut paraître plus flippant, car, lui, il est concret. Il est bel et bien là et vous aime. Alors, oui, il se plie à vos quatre (quarante) volontés, et cela vous ferait du bien de vous prendre un énorme « non » en pleine face au moins une fois de temps en temps. Mais pensez-vous vraiment devoir mériter les affres d'un sale type, qui se tape tout ce qui bouge et vous fait gober ses mots doux une fois tous les 36 du mois ?

Vous allez vous trouver des excuses encore longtemps ? « Mais il a eu une enfance tellement difficiiiile » (qui n'a pas de blessures ?) ; « Mais je sais qu'au fond il m'aime » (au fond de quoi, d'ailleurs ? Du trou que vous êtes en train de creuser à mains nues ?) ; « Mais je suis toujours celle chez qui il revient » (un frigo plein, un lit douillet, une machine à laver qui sèche les fringues en même temps… Qui ne reviendrait pas une fois de temps en temps en cas de coup dur ?)…

Mesdemoiselles… Stoppez cela tout de suite. Vous n'êtes pas face à un *bad boy*, vous êtes devant l'archétype du looser. Ce type ne fera jamais rien de sa vie, et si sa cool attitude paraît si sexy à 30 ans, demandez-vous en quoi elle se sera transformée lorsqu'il en aura 50 (avec ses tatouages d'aigle dignes d'un légionnaire sur le retour) et qu'il n'aura toujours rien construit de bien. Vous êtes des princesses, les filles. Vous avez le droit d'être rassurées, aimées, protégées par un mec, un vrai, un homme qui ne demande qu'une chose : assumer son rôle de mec, et qui préfère prendre « perpète » avec une histoire de cœur plutôt qu'avec le maton de Fleury-Mérogis.

J'arrête d'être débile quand je rencontre un mec bien

Nous sommes toutes extrêmement habiles pour jouer de la séduction avec le premier venu. Sortir les meilleures répliques au mec qui nous a draguées la veille. Conseiller les copines sur la position adéquate à adopter en cas de *date* (prononcez « dèite »…). Planifier une stratégie en six points pour sortir avec le pote de l'un de nos sexy collègues, ou encore nous la jouer nana saoulée de recevoir le énième SMS du mec rencontré il y a un mois et qui ne nous plaît pas !

Et pourquoi, malgré tout, sommes-nous incapables d'avoir plus de douze ans d'âge mental quand nous tombons (une fois n'est pas coutume) sur le mec au véritable potentiel (le HiPo[9]) ? Celui qui, après nous avoir parlé une minute douze secondes, nous fait déjà nous imaginer en robe de mariée, ou, pour les réfractaires au mariage, en train de porter les cartons pour emménager dans son loft de 180 m² (ou, pour les Parisiennes, New-Yorkaises, Tokyoïtes, dans son loft de 31,2 m² loi Carrez) ! Oui, nous avons une capacité assez phénoménale à nous projeter…

Au bout de quelques mois ou d'années d'errance affective, où l'on est passées du plan cul sympa, mais doté d'un QI proche du bulot mort, au mec complètement autiste et handicapé des sentiments, pour finir sur le mec bien sous tout rapport, mais qui nous avait caché un petit détail selon lui (une alliance et deux enfants… connard ! c'est le moment où nous nous sommes noyées dans le jacuzzi), nous avons fini par oublier, ou en tout cas par ne plus croire, que nous pourrions, un jour, dégotter le mec bien.

Or, il est là, pile en face, et c'est là que ça se corse, car nous n'avons bizarrement plus accès à toutes nos fonctions cérébrales !

Nous passons une bonne dizaine de minutes à relire le premier message émanant de son portable, alors qu'il n'y avait que huit mots en comptant l'apostrophe : « J'espère que tu es bien rentrée. » Le SMS sera irrémédiablement transféré aux trois copines les plus proches, qui, chacune, auront leur mot à dire pour nous rassurer (« Mais oui, tu as une touche énorme ! »), motiver (« Vas-y, chope-le ! »), conseiller (« T'es allée te faire épiler ? »). Bien évidemment, elles le connaissent déjà physiquement, puisque nous l'avons facebooké et googlisé lors du dernier apéro-terrasse !

---

9. *High Potential* (haut potentiel).

Nous passerons ensuite deux heures au téléphone avec ces mêmes amies, pour savoir ce que nous devons lui répondre et s'il faut finir par « bises », « bisous », « je t'embrasse », « +++ » ou rien !

Nous sommes capables de définir des stratégies de conduite du changement pour des entreprises du CAC 40, de rédiger des notes de synthèse sur la finance de marché, de prendre la parole dans une assemblée générale, et là, nous passons quatre heures à peaufiner un message pourri, qui pourra éventuellement nous faire passer pour une pauvresse : « Bien rentrée, j'espère te voir bientôt », ou pour une connasse hyper détachée : « Bien rentrée, à +. »

Cessons cela tout de suite ! Que nous relisions vingt fois le message passe encore (nous resterons des filles quoi qu'il arrive), mais arrêtons d'en faire bénéficier la terre entière, et, surtout, ne demandons plus de conseils amicaux. Certaines superstitieuses pourront dire que ça met le mauvais œil, mais c'est surtout que cela nous monte la tête, nous empêche d'être naturelle et nous met une pression supplémentaire si l'on passe à l'étape du premier vrai rendez-vous !

Oui, le rendez-vous où l'on a juste envie de tout annuler tellement on a mal au bide, la gorge serrée, les mains moites, la peur de dire une connerie (autant se le dire tout de suite, oui, nous allons en déballer des tonnes !).

Le rendez-vous pour lequel nous avons passé une heure dans la salle de bains (habituellement, en dix minutes, un coup de blush et de mascara, et c'est réglé), avons changé six fois de tenue (toutes achetées le week-end précédent), et nous sommes battues avec notre tignasse, que l'on hésite à détacher. Et nous voilà en retard !

Ça y est, nous y sommes, nous rougissons à chaque phrase, tentons de rebondir sur ses propos, cherchons une contenance dans le verre de bourgogne (surtout ne pas boire trop ! Trois verres maximum, sous peine de finir par lui raconter notre « vraie » vie, depuis le CP ou, pire encore, le top 10 des moments les plus honteux que l'on a vécus).

Le dîner s'est bien passé, il nous raccompagne en bas de chez nous. Et c'est reparti pour un duel psychologique avec soi-même. Je le fais monter ou pas ? Va-t-il m'embrasser ou pas ? S'il ne le fait pas, courage, résistez jusqu'à la prochaine fois. Si la deuxième ou troisième fois il ne fait toujours rien, violez-le ou laissez tomber ! Il n'était peut-être pas à mettre dans la catégorie des HiPo !

Après, tout devrait rouler tout seul. Si ce mec est vraiment LE mec, soyez naturelle dès le début. Cela ne sert à rien de se prendre la tête et de flipper, il est sûrement autant en panique que vous. Détendez-vous, restez vous-même. Après tout, c'est pour vous qu'il est là, donc ne jouez aucun rôle (il vous aimera telle que vous êtes…). Laissez tomber les préjugés, dites ce qui vous passe par la tête sans chercher la repartie brillante. Ne calculez plus rien, laissez-vous aller et lâchez prise. Au final, les rougissements, les failles et le fait de ne pas être dans le contrôle le toucheront davantage que si vous procédez comme d'habitude, c'est-à-dire telle une amazone ! Vive les papillons dans le ventre, foncez, les filles… !

Ce que pensent vraiment les hommes

Une chose est certaine, hommes et femmes n'ont pas la même manière de voir le monde. Nous disposons d'un langage et de comportements complètement distincts, et c'est pourquoi un décodage s'impose.

▶ Il dit : « On se rappelle. »

Vous pensez (et dites à toutes vos amies) : Il va m'appeler demain. Ce qu'il pense : Oublie mon numéro.

▶ Il dit : « Tu es très belle. »

Vous lui répondez : Merci. Mais vous vous dites intérieurement : Tu m'étonnes, j'ai passé deux heures à essayer toutes mes tenues ; mon salon, c'est Beyrouth. Il pense : J'ai vraiment envie de te baiser.

▶ Il dit : « Je ne te mérite pas. »

Vous répondez : Mais moi je t'aime, et bien sûr que tu me mérites. Il pense (première pensée) : Je me suis tapé ta pote ; (deuxième pensée) : Et merde, elle n'a pas encore compris que je suis en train de la larguer.

▶ Il dit : « Ça ne te dit pas, un petit footing ? »

Vous répondez : Non merci. Mais pensez : Va courir, cela me laissera le temps de mater une série pourrie. Il pense : T'as un cul de poney ; bouge-toi.

▶ Il dit : « Tu te fais trop de soucis, cela va s'arranger, détends-toi. »

Vous continuez à raconter vos problèmes. Il pense : Mais comment la faire taire ? Il vous embrasse.

Questions existentielles passé 32 ans et deux mois

Il existe deux types de questions lorsque l'on dépasse la trentaine et que l'on est toujours célibataire.

La première : « Vais-je finir vieille fille ? » et/ou « Vais-je finir vieille fille sans enfant ? »

La réponse est non. Ne paniquez pas et sachez aimer votre vie actuelle. Plus vous vous poserez ce genre de questions, plus vous enverrez des signaux tout sauf attractifs à la gente masculine. Aucun mec ne veut de la pauvresse qui s'accroche comme un boulet à lui. L'homme n'est pas là pour remplir votre vie ni pour être le gage de votre bonheur (et inversement) ! Le bonheur, il est en vous, et personne ne peut vous le servir sur un plateau.

Devenez un peu plus heureuse chaque jour en étant seule, et apprenez à vous faire plaisir. Vous dégagerez ainsi ce petit plus qui attirera votre prétendant ; soyez juste patiente. Tout arrive au moment opportun. Et arrêtez de vous concentrer sur ce qui vous manque !

La seconde question est plus contemporaine : « Comment puis-je faire pour conserver mon indépendance tout en étant en couple ? »

Vous gagnez bien votre vie (en tout cas, vous la gagnez), vous avez dépassé le stade du studio (si vous êtes à Paris). Vous savez changer une ampoule, vidanger l'évier bouché et êtes une pro du montage de meubles Ikéa (vous avez d'ailleurs fait votre déménagement entre nanas !). Vous avez une tonne d'activités, vous êtes heureuse et épanouie et avez par-dessus tout besoin de vos (longs) moments de solitude, au cours desquels vous plongez dans un bain, peinarde, vous revêtez votre plus beau pilou-pilou (je vous avais dit de le jeter !), vous vous affalez sur le canapé, commandez un japonais, baissez les stores pour danser comme une déchaînée toute seule dans votre salon. Vous aimez aussi appeler vos potes à l'improviste pour organiser un apéro-traquenard[10] de dernière minute. Vous ne prévoyez jamais rien à l'avance et adorez votre insouciance. Votre grande peur est de devoir stopper tout cela si vous êtes amenée à rencontrer un mec (enfin, un vrai, pas l'un de vos plans cul).

Pas d'inquiétude. Si vous êtes indépendante, c'est parfait, vous aurez davantage de chances de réussir à construire un couple solide. Encore faut-il que vous expliquiez bien à la personne qui se sera mise sur votre chemin que, si vous avez besoin de ces moments de « décrochage », ce n'est pas parce que vous ne l'aimez pas, mais plutôt parce que cela vous permet de continuer à cultiver votre individualité et, par là même, à nourrir votre couple. Le tout est de rassurer votre moitié et d'instaurer un climat de confiance. Il est certain que si vous profitez de ces moments de solitude pour vous envoyer en l'air avec le premier venu, vous ne risquez pas d'aider l'autre à se sentir serein. Mais, de manière générale, lorsque vous aimez vraiment quelqu'un, vous vous transformez en Lassie (chien fidèle) et ne songez même pas à aller voir ailleurs.

En revanche, attention, il y a l'indépendance normale et saine, et celle derrière laquelle vous vous barricadez car vous avez justement peur de la rencontre. Vous pouvez fantasmer sur l'amour mais le rejeter inconsciemment pour vous protéger : « Si je ne rencontre personne, je ne risque pas de souffrir. » Car, oui, aimer et être aimé n'est pas gage de réussite dans la durée et engendre de la tristesse lorsque l'histoire s'arrête. Par ailleurs, se mettre à nu face à autrui, accepter l'effet miroir (ce que l'autre me renvoie et qui me rappelle mes propres failles ou démons intérieurs) et surtout accepter le fait que l'on ne puisse pas contrôler le déroulement (voire le dénouement) de l'histoire sont autant de freins que vous vous mettez.

Je ne peux pas vous rassurer sur ces points-là : c'est à vous seule de le faire. Mais sachez que si vous n'essayez pas, il est certain que vous n'y

---

10. Soirée prévue à la dernière minute au cours de laquelle vous vous persuadez que vous serez à 22 heures chez vous, mais la réalité est tout autre. Après avoir enchaîné bières et shots de vodka, vous passez le seuil de votre porte à plus de 5 heures du mat'…

arriverez pas. Vous avez peur d'échouer, mais finalement, vous échouez déjà en vous enfermant dans votre personnage de Wonder Woman qui n'a besoin de personne. Le cavalier remonte toujours en selle après une chute. Faites de même. Pire que de mentir aux autres, il y a se mentir à soi-même.

Il n'y a pas d'échec lorsque l'on ose. Essayer, c'est déjà réussir, car le but, la finalité, n'est pas la priorité. Toute la force réside dans le premier pas. N'ayez plus peur d'avancer, la seule chose que vous perdrez, c'est votre torpeur.

De l'intérêt du plan cul... ou pas !

Tout d'abord, qu'est-ce qu'un bon plan cul ?

- C'est un très bon coup, voire c'est le meilleur.
- Il est le plus souvent disponible quand vous le contactez.
- Vous ne discutez pas.
- Vous ne faites pas de sorties ensemble.
- Vous ne connaissez pas ses amis, et inversement.
- Vous ne vous imaginez pas un seul instant vivre avec lui.
- Vous restez ouverte à une autre histoire, plus conséquente…

Si vous n'avez pas coché au moins quatre cases, attention, vous passez le stade critique du « je suis en train de tomber amoureuse ». Grossière erreur ! Un homme est binaire : « J'aime/J'aime pas », ou encore, de manière plus prosaïque, et comme le dirait déesse Foresti, « viande/patate ». Dans son schéma de pensée, un plan cul est et restera tel (dans la majorité des cas… l'exception reste possible[11]).

---

11. Exceptions : un couple improbable en page 54 du magazine *Glamour* de novembre 1998 ; l'amie d'une amie d'une amie d'une cousine qui s'est mariée avec son plan cul (légende urbaine) ; les pornstars comme Katsuni (mais ce n'était pas un plan cul, c'était un collègue de travail).

Alors, que faire si vous êtes tombée dans le panneau ?

- Lui dire que vous commencez à tomber amoureuse de lui pour le faire fuir de manière quasi instantanée.

- Lui dire sans vous laisser attendrir. Votre partenaire sexuel avait trouvé une perle en vous. Il n'aura toujours pas envie de s'engager après votre révélation, mais se dira qu'il est fort dommage de ne pas vous garder sous le coude. Il vous servira donc de gentilles phrases et vous en prendrez pour six mois supplémentaires.

- En trouver un autre : et surtout, vous demander pourquoi vous ne tombez que sur des mecs avec qui aucune forme de construction équilibrée n'est possible…

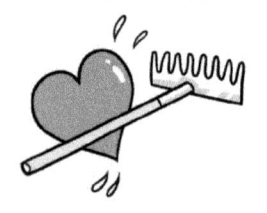

Top 3 des questions de nanas

1. « En fait, je ne sais pas si c'est un plan cul ou si on est vraiment ensemble. »

Si vous vous posez cette question, la réponse est évidente… Ce n'est qu'un plan cul. Quand un mec vous apprécie vraiment, il fait tout pour être avec vous : il décale ses rendez-vous, il vous appelle, il vous fait sentir que vous êtes importante à ses yeux…

2. « D'après toi, il est amoureux ? »

Ou comment reconnaître une amie… Si elle vous répond « oui », elle cherche à ne pas vous faire de peine mais pense intérieurement : « Mais espèce d'abrutie, il ne t'appelle que le soir à partir de minuit et ne reste jamais un matin avec toi, et tu penses qu'il peut être amoureux ? »

3. « Dois-je avoir un plan cul ? »

Non, ce n'est ni un devoir ni une obligation. Et le simple fait de poser cette question est complètement stupide, pardonnez-moi. Faites un petit sondage et vous verrez qu'à part la nympho de service, toutes les nanas qui ont un *fucking friend* ne rêvent que d'une chose… rencontrer un mec bien. Alors, non, vous n'êtes pas obligée de faire comme vos copines. La quête du mâle idéal ne passe pas forcément par la quête de la quéquette (mouais, toutes mes excuses pour ce jeu de mots pourri…).

Les filles, un plan cul est et restera cela. Oui, nous avons toutes déjà entendu l'histoire de la bagatelle qui s'est transformée en mariage, mais cette histoire est tellement rare qu'il vaut mieux ne pas attendre que cela arrive. C'est du même niveau que l'homme marié qui va quitter sa femme. Alors, prenez votre mec d'appoint pour ce qu'il est, passez de bons moments, mais ne projetez rien. Et si vous êtes raide dingue de lui, faites-le-lui savoir ; peut-être que vous aurez dégotté un spécimen de magazines.

Et quand vous en aurez marre de ce type de relation, vous verrez que le bouddhisme sexuel[12], pendant un plus ou moins long moment, remet les idées en place.

---

12. À la différence de la diète totale en matière de cul, qui, elle, n'est pas voulue, le bouddhisme sexuel (invention hautement spirituelle de moi-même) se décide. C'est une sorte de jachère bien méritée, qui permet un repos du corps et de l'esprit… avant de réattaquer sur de bonnes bases.

Testé pour vous : le jeune

Messieurs, vous vous demandez pourquoi le jeune de 22 ou 25 ans a un succès fou ? Voici un petit débrief, qui, je l'espère, vous permettra de vous remettre un peu en question.

Moins de 25 ans	
Avantages	Inconvénients
Il est étudiant ou stagiaire, et ça nous rajeunit.	Il est étudiant ou stagiaire, et n'a donc pas de thune.
Ses assauts durent des heures.	Ses assauts durent des heures et vos courbatures durent des jours…
Il a la peau douce et est rafraîchissant.	Il vit en coloc ou chez ses parents (et lancer un « Bonjour madame » à sa mère au petit-déj, c'est violent passé 30 ans…).
Il est respectueux.	Ses amis ont aussi moins de 25 ans et vous prenez un coup de vieux en dix secondes.
Il ne s'enfuit pas en pleine nuit.	Vous devez vous le taper au petit-déj.
Il est cash et vous plaque contre le mur de l'entrée.	Il vous rappelle.

Plus de 35 ans	
Avantages	Inconvénients
Il commence à savoir ce qu'il veut.	Il ne s'est pas remis de la rupture avec son ex[13].
Il est expérimenté.	Il a peur de s'engager, et nous aussi.
Il ressemble plus à un homme qu'à votre neveu.	Il cherche encore la femme parfaite.
Il ne s'extasie pas dès qu'il a la chance de baiser (euh, avantage ou inconvénient ?).	On se met la pression aussi, car, à l'inverse du petit jeune, on sait que potentiellement cela peut être sérieux.
Il vous invite au resto (sauf si c'est un gros radin).	Il est marié.
Il discute davantage.	Il ne vous rappelle pas.

---

13. Mesdemoiselles, lorsqu'un mec vous sert cette phrase, c'est juste une manière polie de vous dire : « Ne t'attache surtout pas, je n'ai besoin que d'un coup d'un soir… »

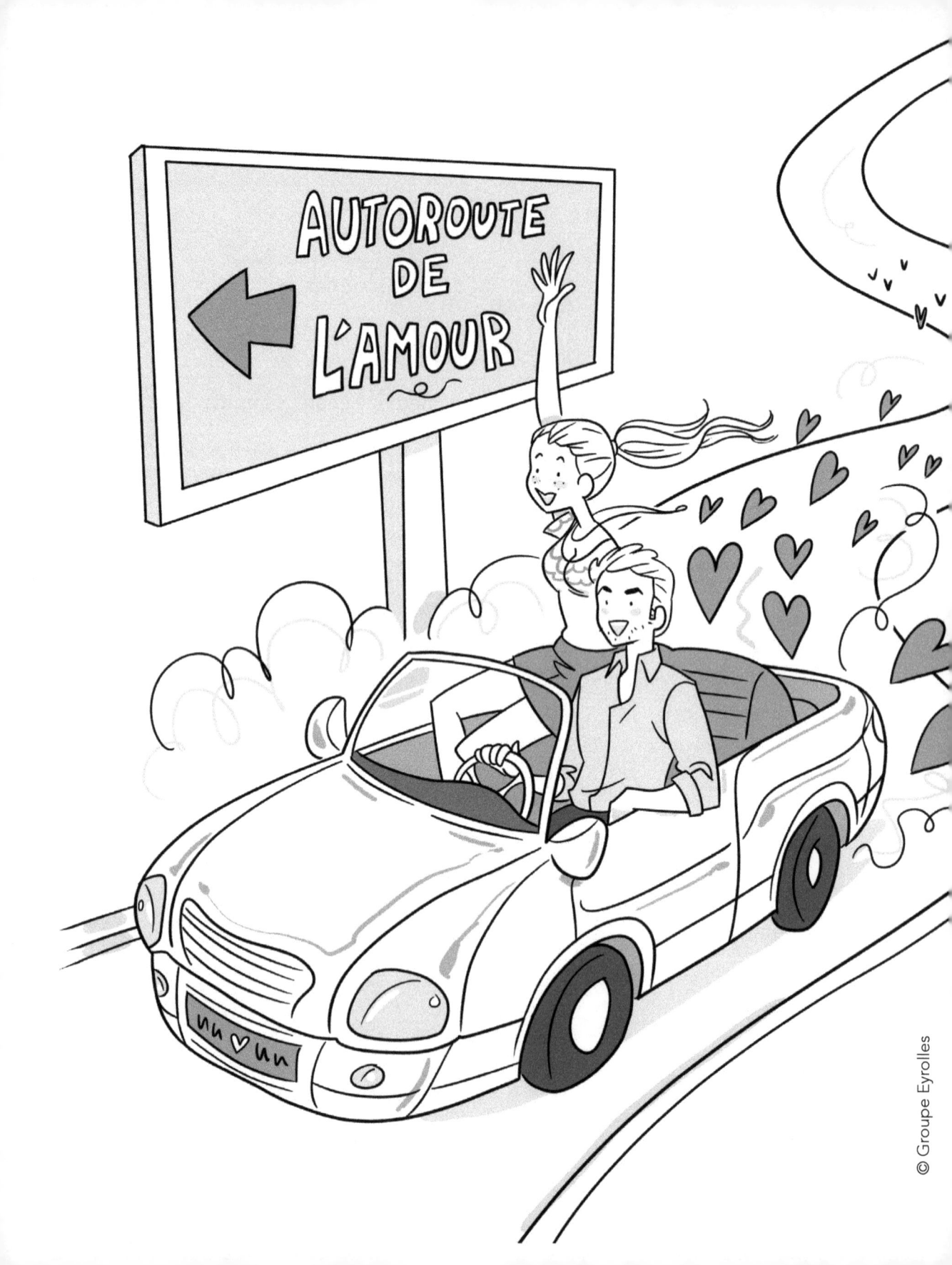

Partie 2

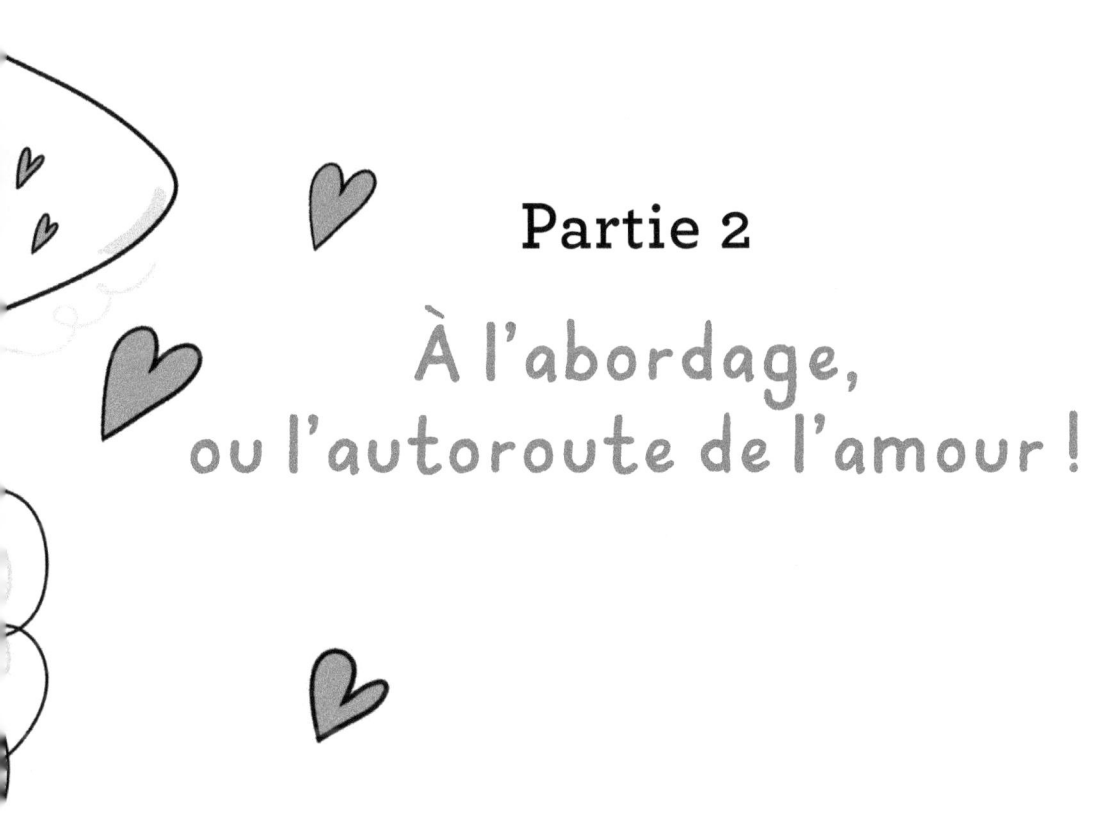

À l'abordage, ou l'autoroute de l'amour !

Chapitre 3
Comment s'aimer et s'assumer

J'arrête de sacraliser la rencontre

Qui n'a jamais rêvé de rencontrer le prince charmant ?

OK, nous sommes trentenaires et nous savons enfin, après éventuellement quelques années d'analyse pour désosser ce bon vieux complexe d'Œdipe, que l'homme a ses défauts et que, non, il n'arrivera pas sur son fidèle destrier !

Mais, comme toute nana élevée aux contes de fées, nous continuons parfois à nous imaginer divers scénarios… Cependant, il est sûr que :

- Non, il n'y aura pas de musique avec un ralenti pile au moment où vos yeux se croiseront (ou alors vous êtes en boîte de nuit, et la seule chose au ralenti pourrait éventuellement être votre chute lamentable après avoir cru que vous pouviez concurrencer Shakira sur le podium) !

- Non, un beau gosse ne va pas arriver devant vous en chantonnant d'une voix parfaite : « Pour un flirt avec toi, je ferais n'importe quoi lalalalala » (chose éventuellement possible dans le métro, mais, en règle générale, le monsieur vous demande une pièce après).

- Non, personne ne traversera la salle lors de la soirée pro pour vous dire qu'il vous dévore des yeux et aimerait vous inviter à dîner au Bristol, là, tout de suite, en plantant tout le monde (la plupart du temps, on ne trouve dans ces soirées boulot que du vieux chauve collé au buffet et portant une cravate à chier).

- Non, aucun inconnu magnifique ne se trompe de sonnette et n'arrive chez vous le soir par inadvertance, et là… On filme la scène au ralenti tant qu'à faire (nous pourrions rajouter un grand panneau devant notre porte : « Vaste choix de princesses à l'intérieur », mais je ne pense pas que cela puisse avoir une incidence quelconque !).

- Et, non, encore, l'Andalou canon avec qui vous venez de danser (enfin d'esquisser péniblement un pauvre pas de flamenco) ne va pas vous balancer d'un coup avec son accent qui vous chavire : « *Mañana me voy a Sevilla, ven conmigo*[14]. »

Alors arrêtons tout. Oui, nous rencontrerons un mec bien, mais il faut désacraliser la rencontre. Ce sera le collègue, le pote d'un pote, l'inconnu aussi pété que vous dans une soirée lambda ou le profil Meetic®.

Les mecs sont comme nous. Tout d'abord, ils flippent car nous sommes devenues des amazones, et ils ne savent plus comment nous approcher. Eux aussi, ils aimeraient avoir des signaux concrets (regards appuyés, sourires) pour savoir s'ils peuvent venir nous aborder sans se prendre un vent. En revanche, la qualité première de l'homme n'étant pas le romantisme, ne leur en voulez pas s'ils ne sortent pas les répliques typiques de n'importe quelle comédie romantique !

Autre chose, arrêtons de nous focaliser sur notre soi-disant « style de mec », car, non, le tatoué à la longue chevelure qui joue le soir dans un groupe de rock et travaille la journée comme designer n'existe pas ! (Enfin, si vous en connaissez un, je me dévouerai avec plaisir, restons altruistes…)

Quoi qu'il en soit, vous rencontrerez l'homme fait pour vous, c'est certain. Après, le plus dur restera à faire : créer une relation équilibrée où chacun aura sa place. Car un couple, ce sont trois éléments essentiels – vous, l'autre et le couple – et aucun élément ne doit spolier les autres. Donc, certes, lâchez un peu prise, mais ne vous oubliez jamais !

Pour être aimée, il faut déjà s'aimer soi-même…

Profitez de la vie !

---

14. Demain, je rentre à Séville, viens avec moi (waouh !).

Êtes-vous prête pour la rencontre ?

Rien de tel qu'un petit test pour vous retrouver face à face avec vous-même. Et surtout, ne travestissez pas la réalité…

1. Votre évier est bouché :

A. Vous vous jetez sous l'évier, prenez un seau et démontez le siphon pour en extraire les impuretés !
B. Vous vous recoiffez et allez sonner chez tous vos voisins pour obtenir de l'aide (en commençant par le canon du deuxième étage).
C. Vous appelez votre mère pour savoir par quelle étape commencer…

2. Vous et votre ex :

A. Vous n'avez gardé que le meilleur de lui… c'est désormais votre *sex friend*…
B. Vous en êtes venue à bout après deux ans de psychothérapie !
C. Au bout de cinq ans, est-ce que ça s'appelle toujours un ex ?

3. Un ami vous demande si vous voulez avoir des enfants :

A. Hein ? Et tu veux pas que je m'achète un chat tant que t'y es !
B. Oui, si je rencontre la bonne personne.
C. Si dans trois mois je ne rencontre personne, j'en fais un toute seule.

4. Vous êtes en pleine soirée avec vos copines, debout dans un bar, quand soudain un mec vous propose de vous offrir un verre :

A. « C'est bon, j'ai de quoi me l'offrir ! »
B. Vous rougissez, mais êtes OK.
C. Avec toutes les œillades que vous lui avez lancées, normal qu'il soit arrivé… Vous acceptez avec plaisir.

5. Un ami vous propose d'organiser un dîner avec ses potes célibataires :

A. Vous refusez en vous disant qu'après tout, les mecs célib sont soit des queutards, soit des nazes !
B. Vous stressez mais acceptez.
C. C'est vous qui l'avez tanné pendant trois mois pour qu'il organise ce dîner.

6. Quand avez-vous craqué sur un mec pour la dernière fois ?

A. Il y a deux ans, et vous vous êtes pris le vent du siècle !
B. Vous ne vous en souvenez plus…
C. Encore trois fois, rien qu'aujourd'hui !

7. Pour l'apéro en terrasse avec vos copines, vous buvez :

A. De la bière.
B. Du vin.
C. Du mojito ou du jus de papaye.

8. Une copine vous propose à la dernière minute une grosse soirée où vous ne connaissez personne, et vous avez déjà une autre soirée prévue :

A. Vous déclinez.
B. Après tout, vous pouvez faire les deux, vous foncez !
C. Vous analysez la probabilité la plus forte de rencontrer quelqu'un dans chacune de ces soirées et choisissez en fonction.

9. Votre agenda est :

A. Booké pour les trois prochaines semaines (week-end compris).
B. Rempli, mais modulable.
C. Rose, assorti au sac…

10. L'homme de vos rêves :

A. Guitariste la nuit, chef d'entreprise le jour.
B. Fiable, drôle et sociable.
C. Beau et blindé.

Résultats

Un maximum de réponses A.
Vous avez peut-être envie de rencontrer quelqu'un, mais vous n'êtes pas du tout prête. Il est vrai que vous êtes bien toute seule. Vous gérez parfaitement votre vie, faites ce que vous voulez quand vous le voulez… Vous faites tout pour faire fuir l'éventuel mâle qui pourrait tenter de vous approcher. Vous accentuez votre côté masculin, buvez trop, parlez fort, envoyez paître la terre entière… Ou alors, vous vous cachez derrière un emploi du temps surchargé, derrière vos ami(e)s, derrière votre joie de vivre (souvent feinte ?)…
En fait, vous êtes morte de trouille à l'idée de tomber amoureuse. Vous vous réfugiez derrière vos idées préconçues (les mecs sont des salauds, je vais forcément me faire avoir, etc.). Vous avez créé un mur infranchissable autour de vous par peur de la souffrance en cas d'échec. Essayez de trouver la cause de cette peur. Est-ce dû à un précédent ratage ? Avez-vous peur du jugement de l'autre, de la trahison, de la tromperie ? Quoi qu'il en soit, vous allez devoir changer votre façon de voir les choses.
Oui, vous pouvez vous ramasser les dents, mais vous devez accepter cette éventualité. Il faut que vous lâchiez prise. Vous êtes quelqu'un de bien, arrêtez de montrer les crocs et ouvrez-vous un peu. Tout se passera bien si vous jouez franc-jeu dès le départ. Les mecs aussi peuvent avoir la trouille ! Allez de l'avant, il faut vaincre vos démons.

Un maximum de réponses B.

Vous êtes prête mais ne savez plus comment faire pour rencontrer de nouvelles personnes. Vous connaissez tous les amis de vos ami(e)s et ne savez plus vers qui vous tourner pour trouver de nouveaux cercles. Voici plusieurs options.

Vous pouvez, pour les plus téméraires, vous inscrire sur l'appli gratuite Tinder, bien meilleure que les sites de rencontre ! Si cela n'est pas du tout dans votre tempérament, optez pour des activités dédiées aux célibataires en faisant attention aux tranches d'âge et à l'équilibre hommes/femmes des participants. Vous pouvez ainsi vous retrouver dans un cours d'œnologie, une visite des catacombes, un cours de tango.

Autre idée, organisez vous-même une soirée chez vous ou dans un bar. Demandez à trois potes d'inviter chacun un ami célibataire, qui devra, à son tour, inviter un célib, etc. Quant à vous, vous vous occupez de convier les nanas… Et, pour finir, ouvrez les yeux : parfois, la personne de vos rêves est en face de vous, mais vous ne la voyez pas…

Un maximun de réponses C.

Tout en vous crie : « Je veux un mec » (voire un géniteur), et sachez que cela effraie et peut faire fuir tous vos prétendants. Vous exigez trop de choses d'une relation, qui est censée, rappelons-le, être un partage équilibré entre deux êtres. Vous ne voulez pas rencontrer l'amour ; vous voulez réussir un concept (avoir un mec avant 30 ans, acheter un appart ou une maison avant 31, vous marier avant 32 et avoir deux enfants et un labrador avant 33), mais cela ne marche pas comme ça (et heureusement !), vous passeriez à côté de l'essentiel.

Essayez de calmer vos ardeurs et arrêtez de vous focaliser sur les pseudo-normes que vous vous êtes édictées. Avant de vous lancer tête baissée à la conquête de l'homme, posez-vous les bonnes questions : qu'ai-je à offrir ? Quelles sont mes qualités ? Qu'est-ce que je recherche vraiment dans une relation ? Pour le moment, essayez d'apprécier la vie de célibataire que vous avez. Apprenez à vous connaître, développez votre curiosité, devenez la femme que vous rêvez d'être dès maintenant, car cela, aucun homme ne pourra vous l'apporter, c'est à vous seule de le découvrir… Savourez cette prochaine étape !

Comment une fille tombe-t-elle amoureuse ?

Je ne parlerai pas du coup de foudre, ni du véritable amour, qui agit comme une évidence, mais plutôt de notre capacité assez incommensurable à nous projeter en moins de dix secondes dans les bras du premier queutard rencontré et, pire encore, à nous imaginer déjà emménager avec lui.

Si, en plus, ce mec use de certains stratagèmes plus ou moins élaborés, vous pouvez être presque certaine de tomber dans le panneau.

Mais quels sont ces stratagèmes ?

- Le coup des points communs. Vous en trouvez toujours des tonnes, mais si c'est le mec qui s'y met, vous vous dites « Waouh, il est tellement différent ! », et là, vous êtes cuite.

- Le coup de l'astrologie. S'il vous demande votre signe et vous parle de vos principaux traits de caractère en fonction de celui-ci… vous vous persuadez que c'est l'homme de votre vie.

- Le coup du test psychologique (voir le Pick-Up Artist, p. 45).

- Le coup du vieil album des Doors ou de n'importe quelle musique qui vous rappelle votre adolescence. À ce moment, vous savez que vous allez finir chez lui.

- Le coup du fief commun : « Tu es du Pays basque ? J'ai passé toute mon enfance là-bas. » Et bim, projection immédiate de la demande en mariage à la chapelle de Socorri à Urrugne.

- Et si, en plus, il vous fait le coup de la comédie romantique en sortant de chez vous sans avoir tenté à une seule reprise un rapprochement, et que, quarante-cinq secondes plus tard, il sonne et vous dit « Je crois que j'ai oublié quelque chose », et vous embrasse en vous plaquant contre le mur… *game over*, vous tombez dans le panneau en moins de deux. Vous venez de rencontrer l'homme de votre vie, enfin, c'est ce que vous croyez…

Pendant que lui pense avoir trouvé le plan cul parfait, vous, vous êtes en train de vous accrocher comme un boulet en imaginant qu'il est déjà raide dingue de vous.

Mesdemoiselles, sachez que, lorsque vous tomberez sur la bonne personne, vous le saurez, vous ne vous poserez plus de questions, vous n'éprouverez plus le besoin de chercher des soi-disant signes (pour vous persuader que Juanito, croisé une semaine avant, est forcément votre moitié car son père est né le même jour que le vôtre et que votre horoscope 2012 mentionnait bien le fait que le Gémeau était hyper compatible avec le Verseau…) et ne ressentirez même pas le besoin de faire des plans sur la comète…

Vous pouvez vous contenter d'histoires merdiques pour taire votre peur d'être seule, vous pouvez aussi cumuler les conquêtes pour combler votre vide affectif, mais vous avez aussi le droit de prendre conscience de votre valeur et de vous regarder en face. Apprenez d'abord à vous sentir bien et épanouie avec vous-même, à vous accepter et à vous aimer pleinement… Quand vous aurez fait ce chemin, vous serez enfin prête à la vraie rencontre.

Comment laisser de la place à un mec ?

Vous êtes célibataire et aimeriez rencontrer quelqu'un, mais laissez-vous assez de place à une éventuelle rencontre ?

Vous avez un agenda surchargé : vos cours de body combat, vos soirées entre copines, votre appartement nickel… Et tout va bien. Alors, oui, vous avez envie d'avoir un mec, mais, concrètement, cela risquerait de chambouler pas mal de choses. Vous devrez cesser de ne penser qu'à votre petite personne et vous ouvrir à l'inconnu, et, au fond, ça vous fait flipper. Alors autant bien barricader votre vie et continuer à vous dire qu'un mec passera dans les parages, tombera fou amoureux de vous et aura le don magique de lire dans vos pensées. Plus besoin d'avoir peur, cet être idéal vous comprendra parfaitement et fera les questions et les réponses : « Je sens que tu as besoin de vacances. Je nous ai réservé un week-end au spa Caudalie. »

Eh bien non, cela ne se passera malheureusement pas comme ça (j'ai attendu, attendu et personne n'est venu… Si, j'oublie le gros boulet bourré au Macumba Club de Vesoul). C'est à vous de combattre vos peurs et de surtout cesser de vouloir tout contrôler.

Oui, en rencontrant quelqu'un, vous allez changer et en apprendre beaucoup sur vous-même, et surtout sur vos défauts (défauts ? Que peut bien être la signification de ce mot ? Euh, non, vraiment, je ne vois pas).

L'autre va vous voir telle que vous êtes (c'est-à-dire relou, chiante, dotée d'un manque de confiance assez incommensurable, capable de mater la moindre merde à la télé, et, pire, il va se rendre compte que vous pétez la nuit), et vous pouvez inconsciemment avoir peur de son jugement. Comment va-t-il me percevoir si je suis moi-même ? Comment faire pour que cela ne se termine pas en fiasco ? Etc. Et après toutes ces questions, vous décidez inconsciemment de rester célibataire. Vous doutez trop, chère amie, et, de toute évidence, vous ne vous aimez pas assez.

Tout d'abord, sachez que pour l'homme en face, ce n'est pas facile non plus. Il a autant envie que vous de rencontrer quelqu'un de bien pour construire une belle relation.

Cinq choses simples à mettre en pratique pour être prête à faire de la place à l'autre :

1. Ne dites plus : « J'ai besoin d'un mec ! »

Demandez-vous plutôt : « Qu'ai-je à offrir, à partager, au sein de mon futur couple ? » (le loyer est une mauvaise réponse…). Vous commencerez ainsi à vous envisager de manière positive et attirerez plus facilement vos prétendants.

2. Ajoutez de l'improvisation dans votre vie.

À force d'avoir une vie totalement rigide, vous ne vous laissez aucune possibilité de rencontres. Le lundi, c'est aquagym ; le mardi, vous regardez votre série préférée ; le mercredi, vous retrouvez vos copines pour l'apéro ; le jeudi, c'est votre soirée charrette au boulot ; le vendredi, vous sortez dans les mêmes bars que les trois dernières années ; le samedi, vous faites votre marché et courez les magasins pour dénicher la fringue tendance du week-end, puis revêtez cette nouvelle tenue pour vous rendre dans la nouvelle boîte à la mode ; et, le dimanche, vous vous occupez de votre ménage, entre deux litres d'eau gazeuse pour éradiquer votre gueule de bois. Alors, forcément, la probabilité de rencontrer quelqu'un avec ce train-train est quasi nulle. Tentez dès à présent de nouvelles expériences, quittez votre routine, changez de chemin lorsque vous partez du boulot, trouvez de nouveaux lieux (et pas les dernières places *to be* qui attirent une horde de gens stéréotypés au même look et au même langage), et laissez-vous porter par la surprise et l'inattendu !

3. Laissez sa chance au « produit ».

Si vous rencontrez quelqu'un et que celui-ci vous invite à dîner, ne refusez pas sous prétexte qu'il n'est pas assez ci ou trop ça ; allez-y. Vous pourriez avoir une bonne surprise et, si ce n'est pas le cas, ce petit « échec » vous permettra d'affiner ce que vous cherchez vraiment comme type de relation.

4. Testez avant d'acheter.

Nous ne sommes plus en 1912. Nos grands-mères se retourneraient probablement dans leur tombe, mais, une révolution sexuelle plus tard, vous avez désormais le droit de tester, de changer, de vous tromper, et n'êtes plus obligée de vous marier après avoir « fauté ». Alors profitez-en au lieu de vous poser des milliers de questions lorsque vous rencontrez quelqu'un. Combien de fois avez-vous laissé passer des occasions à force de vous mettre une pression énorme : « Mais si j'essaie et que cela ne fonctionne pas ? Je vais souffrir ou faire souffrir l'autre ? Et s'il me juge après cela ? Et si, et si, et si… » Et si vous ne faites rien, il est certain qu'il ne se passera rien ! Vous ne savez jamais à l'avance ce qu'une rencontre pourra vous apporter. Vous ne vous caserez sûrement pas, mais vous pourrez en apprendre bien davantage sur vous. C'est grâce à l'autre que nous faisons le plus de découvertes sur nous-mêmes. Alors n'ayez pas de scrupules, testez !

5. Réorganisez votre habitation (même si vous habitez dans une chambre de bonne de 10 m²…).

Cela peut paraître quelque peu étrange, mais je vous assure qu'en modulant votre lieu de vie pour « faire de la place » à quelqu'un, l'énergie circulera plus librement. Organisez tout d'abord le suicide collectif de vos peluches (quel âge avez-vous déjà ?) ou renvoyez-les dans la cave de vos parents. Ajoutez une seconde table basse à côté du lit, un petit espace libre à côté de votre stock de crèmes (antirides, anticellulite, anti-vergetures, anti-gueule de bois, anti-sécheresse…), de vernis, de masques, de gommages, et ôtez toutes les photos cucul de votre chambre au profit d'images suscitant l'amour, la volupté et la luxure.

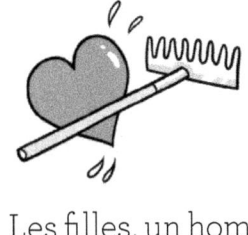

Petit mode d'emploi

Les filles, un homme est un être assez simple d'utilisation, et vous pourrez vivre une longue et belle histoire d'amour si vous faites vôtres ces préceptes :

▶ L'homme aime qu'on remarque ses efforts (même s'ils nous paraissent basiques).

▶ Ne dites pas : « Ce n'est quand même pas compliqué de faire la vaisselle, de changer une ampoule, d'organiser un week-end, etc. » Dites plutôt : « Oh merci, j'ai vu que tu as réparé la chasse d'eau. C'est trop gentil » (souriez et inclinez légèrement la tête).

▶ L'homme a besoin de sentir qu'il peut vous combler.

▶ Ne dites pas : « J'aime les palaces, les restaurants étoilés » (même si c'est vrai). Dites plutôt : « Une simple rose ou un baiser, et ma journée est parfaite » (montez en gamme petit à petit...).

▶ L'homme a besoin d'être admiré et aimé. Mais il ne veut pas avoir une serpillière à ses côtés. Aussi, il est important de ne pas trop donner. Acceptez plutôt de recevoir.

▶ L'homme aime partager ses succès. Faites une fête dès qu'il réussit quelque chose et félicitez-le, il adooooore.

▶ L'homme a besoin de vous admirer, aussi, ne vous transformez pas en *desperate housewife* alors qu'il vous a rencontrée dans votre phase *working girl*.

Comment s'aimer et s'assumer

L'art d'aimer sans s'oublier

Il existe un comportement, aussi bien adopté par l'homme que par la femme, qui consiste à tout faire pour plaire à l'autre, jusqu'au stade fatidique et suicidaire où l'acteur principal finit par s'oublier totalement pour tenter d'incarner l'être parfait que sa moitié attend. Dans ce cas précis, vous ne vous aimez pas vous-même à tel point que vous vous demandez comment l'autre pourrait vous aimer avec tous les défauts dont vous vous croyez affublée ?

C'est ainsi que vous commencez à vous oublier et à devenir celle – que vous pensez – que l'autre aimerait. Mais, chère amie, vous n'êtes pas dans sa tête, et n'êtes donc pas en mesure de savoir ce que lui, désire. Et, pire que tout, vous lui prouvez tout sauf… votre amour.

Comment croyez-vous que l'autre puisse vous percevoir ? Au choix, soit il se dira qu'il est en présence d'une personne sans aucune personnalité (ce qui ne vous avantage guère), soit que vous ne l'aimez pas et ne lui faites pas confiance, car vous ne voulez pas dévoiler tous les aspects de vous-même (qualités et défauts).

Votre adage : faire plaisir ! Dans votre esprit, l'autre vous aimera forcément puisque vous comblez ses moindres désirs, même s'ils ne sont présents que dans votre imaginaire.

Vous vous mettez dans une position bien délicate, car personne ne peut se satisfaire d'un être qui ne dispose d'aucune personnalité propre, incapable de prendre une décision de lui-même, et qui ne se montre jamais sous son vrai jour.

Ainsi, vous créerez l'inverse de ce que vous voulez. Plus vous tenterez de combler la personne en face de vous, plus vous l'étoufferez. Plus vous l'étoufferez, plus vous tenterez de la combler, et plus vous vous oublierez… Vaste et beau programme en perspective ! Vous faites tout pour que l'autre vous aime. Comment y parvenir ? pensez-vous. En étant tout sauf vous-même. Vous vous transformez alors en un être :

- qui dit toujours « oui » de peur de ne pas plaire à l'autre : « J'ai envie de glander cet après-midi, mais il est hyperactif, et si je lui dis ça, il va me prendre pour une naze. Donc, je vais aller courir avec lui. » Mais écoutez-vous un peu et cessez de vous oublier ! Vous n'êtes pas obligée de coller au moindre désir de votre compagnon et, si celui-ci vous force à changer, ce n'est pas le bon. Apprenez à être vous-même ; personne ne doit dicter votre conduite, vous êtes libre !

- qui ne se met plus qu'à faire les activités de l'autre : avez-vous vraiment envie de regarder son entraînement de rugby alors qu'il fait 2 °C et que, de surcroît, vous détestez voir des bipèdes courir un ballon dans les mains ? Êtes-vous obligée de copier toutes ses expressions (trooop paaaaaaas !) ? Devez-vous nécessairement cesser de voir vos potes pour ne plus voir que les siens (attention, si ses potes sont effectivement des bombes, lâchez les vôtres de manière temporaire, ou mixez les clans) ? En travestissant votre personnalité, l'autre ne vous aimera pas telle que vous êtes. Il n'aimera qu'une image qui n'est pas vous. Cessez de vous mentir et découvrez qui vous êtes vraiment.

La personne qui sera à vos côtés préférera toujours un être complet plutôt qu'une pâle copie du clone idéal de vous-même. Apprenez à être vous-même et à vous aimer telle que vous êtes. Tant que vous ne vous aimerez pas, vous ne serez pas en mesure d'être aimée, et encore moins d'aimer.

Mais comment apprendre à s'aimer ?

Eh bien, vaste sujet, et voici quelques billes pour vous aider à vous « sur-kiffer » ! Car, oui, vous avez le droit de vous aimer pleinement. Et je dirais même plus, vous en avez le devoir. Tant que vous ne vous estimerez pas, vous ne tomberez que sur des mecs qui ne vous conviennent pas (messieurs, la réciproque est aussi vraie !). D'ailleurs, vous ne choisissez jamais votre compagnon… Non… Vous attendez qu'un mec daigne venir vous draguer, et vous acceptez assez facilement de le ramener chez vous. En avez-vous envie ? Pas vraiment, mais c'était le seul dans les parages depuis les six derniers mois… Une telle proposition, ça ne se loupe pas. La plupart du temps, il ne rappelle pas, et, s'il le fait, vous vous persuadez que c'est résolument l'homme de votre vie, alors qu'au fond vous savez très bien qu'il n'en est rien…

Alors, mesdemoiselles, si vous vous reconnaissez un tant soit peu dans cette description, sachez qu'il n'est pas trop tard pour changer. Et, bonne nouvelle, cela ne vous prendra que quelques semaines. Après quoi, vous serez fin prêtes pour vous transformer en véritables papesses de l'amour. Vous n'aurez plus qu'à cueillir celui que vous aurez choisi.

Mais par quoi commencer ?

1. Par vous recentrer sur vos besoins !

Note importante : s'acheter des fringues à longueur de journée ou boire l'apéro chaque soir ne rentre pas dans cette catégorie.

Qu'aimez-vous réellement faire ? Quel trait de votre personnalité appréciez-vous particulièrement et souhaitez-vous mettre en avant ? Quelles activités vous font totalement oublier l'heure qu'il est ? Comment seriez-vous si vous ne faisiez absolument pas attention à ce que les autres peuvent penser ?

Si vous n'avez pas de passions ou de loisirs qui vous tiennent vraiment à cœur, vous aurez tendance à rentrer dans le monde de l'autre. Aussi, il est important que vous puissiez vous trouver des occupations qui vous plaisent en étant seule et que vous continuerez à faire lorsque vous rencontrerez quelqu'un, afin de vivre dans l'équilibre… sous peine de vous oublier et d'engendrer une dépendance affective qui n'aura rien de bon.

Vous n'êtes pas obligée d'avoir des occupations d'une grande complexité. Marcher dans la nature, méditer ou se poser quelques minutes chaque jour, seul avec soi-même, se révèle être extrêmement bénéfique. Mais, quoi que l'on puisse vous dire ou vous conseiller, il n'y a qu'une personne qui sache ce qui est bon pour vous… c'est vous. Vous êtes quelqu'un d'unique et d'exceptionnel et vous méritez de vous faire du bien et de vous écouter.

Comment s'aimer et s'assumer | 79

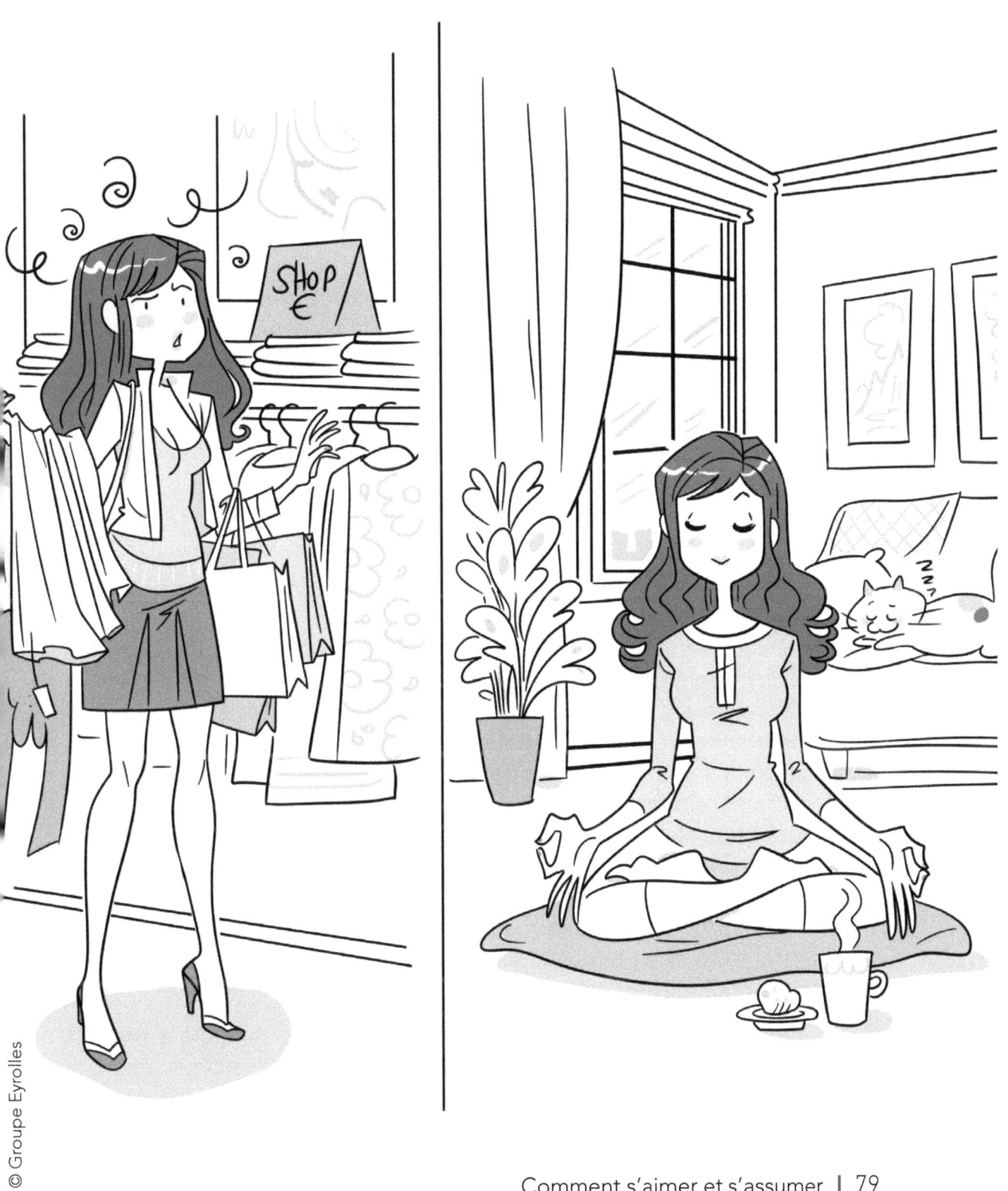

2. Par vous affirmer !

Facile à dire, mais dans les faits cela donne quoi ? À force de ne jamais oser dire non, de tout faire en fonction de ce que les autres attendent de vous, vous finissez par ressembler à un paillasson. Tout le monde peut lui marcher dessus, il ne dira rien. Mais, à l'inverse de celui-ci, vous, ce n'est pas votre mission !

N'ayez pas peur de dire ce que vous pensez. Vous croyez peut-être que votre entourage ne vous aimera plus si vous cessez d'être la fille que l'on appelle dès que l'on a besoin d'aide (oui, la fille qui traverse Paris pour déménager une copine ; oui, celle aussi que l'on appelle pendant deux heures lorsqu'on a un souci ; ou encore celle à qui l'on demande d'arroser ses plantes vertes pendant les vacances en Thaïlande…), mais je vous assure qu'il n'en est rien. Plus vous vous affirmerez, plus les autres vous respecteront.

Faites le test, apprenez à dire non dès aujourd'hui, cela vous fera des vacances.

3. Par vous aimer et vous estimer pleinement !

Nous avons été élevés, en Occident, dans le culte de la culpabilité, bel héritage des dogmes judéo-chrétiens, alors que le message de Jésus était essentiellement un message d'amour et de liberté. Mais il est plus simple de gouverner des êtres apeurés que des êtres libres.
Détail amusant, lors d'une rencontre entre le Dalaï-Lama et des scientifiques de tous horizons (dont des psys), l'un des chercheurs a demandé à Sa Sainteté ce que les moines bouddhistes pensaient du déficit d'estime de soi (grand fléau en Occident)… Le Dalaï-Lama a mis un temps fou à comprendre la question du simple fait que la notion d'« estime de soi » n'existe pas en tibétain. Ce mot est intraduisible chez eux, et aucun bouddhiste ne souffre par conséquent de ce trouble… Quelle idée de ne pas aimer notre être !

Malheureusement, beaucoup de personnes font un amalgame entre estime et égocentrisme. Mais il n'en est rien. Vous avez le droit, que dis-je, le devoir de vous aimer et de vous estimer, car vous êtes quelqu'un de bien. Vous avez une multitude de talents et de richesses, que vous censurez par crainte de vous estimer. Comment voulez-vous aimer quelqu'un si vous ne vous aimez pas vous-même ? C'est tout simplement im-po-ssible ! La première personne à aimer, c'est vous-même. Vous avez des défauts, comme tout le monde, mais prenez conscience de vos qualités et cessez de vous rabâcher des messages totalement pourris d'autodépréciation ! Notre cerveau, et donc notre inconscient, enregistre tout, et plus il entend des discours déprimants à notre encontre, plus il les croit et met tout en place pour nous satisfaire. « Ah, comme ça, je suis nulle ? Si c'est ce qu'elle veut, je vais l'aider à s'attirer une tonne de galères. Cela la confortera. » Voilà comment fonctionne votre inconscient. Alors changez votre façon de penser et de parler de vous !

L'art d'aimer… sans oublier l'autre

22 heures. « Allô, chérie[15], en fait, je suis encore au boulot (bizarrement bruyant, ce bureau). Ne m'attends pas. » (Manquerait plus que ça, connard, je me suis cassé le cul à préparer des lasagnes pendant deux heures puisque nous étions censés dîner ensemble !) Oups… Messieurs, sachez préparer le terrain…

Nous sommes typiquement dans la catégorie de l'homme, ou de la femme, qui ne pense qu'à son confort personnel en oubliant qu'il(elle) est en couple. Construire un couple ne signifie pas s'oublier soi-même, nous l'avons vu précédemment, mais cela ne signifie pas non plus omettre la personne qui partage sa vie. Vous devez considérer un couple comme une entité à part entière, une sorte de chaudron où l'on fait mijoter un bon petit plat. Comment voulez-vous que le plat soit réussi si vous ne l'assaisonnez pas, si vous n'y introduisez pas de bons produits frais en quantité suffisante ?

---

15. Mais arrêtez avec ce sobriquet nullissime qui nous replonge dans les vieux épisodes de *Dallas*. Le monde a changé !

Vivre à deux ne sous-entend pas nécessairement de rentrer dans un moule ou de s'emprisonner. C'est aux deux parties en présence d'alimenter le couple, de le faire grandir en fonction des aspirations de chacune. Vous ne pouvez pas construire de relation équilibrée si l'une des parties n'y met pas du sien. Être en couple, ce n'est pas avoir réussi à se caser, c'est s'aimer assez pour accepter d'aimer l'autre et vouloir lui faire une place. Vous pouvez, à partir de là, créer une belle osmose et un équilibre.

Demandez-vous sincèrement pourquoi vous êtes en couple. Si la seule réponse réside dans le confort que vous en tirez et dans la peur d'être seule, remettez tout en question. Une relation amoureuse ne peut pas se fonder sur la résolution de vos peurs et angoisses. Cela ne ferait qu'engendrer une souffrance supplémentaire, un mensonge de plus dans une vie morne. Arrêtez de chercher l'amour pour ne plus être seule, répondre à une pression familiale ou vous assurer une sécurité matérielle. Acceptez l'amour pour donner, recevoir et partager. Pour vous perdre, remettre vos croyances en doute et vous transformer.

Soyez heureuse en étant seule

Nous l'avons déjà vu, vous ne pouvez pas demander à l'autre de vous servir de Prozac et d'être votre booster à estime personnelle. En agissant ainsi, vous risquez de sombrer au premier coup dur, et, pire que tout, vous attirerez lesdits coups durs. Apprenez donc à vous rendre heureuse toute seule. Après quoi, oui, la personne que vous rencontrerez pourra vous apporter encore davantage de bonheur, mais elle ne sera plus cette seule source de joie.

Le fait d'être heureuse et épanouie seule aura plusieurs avantages. Le premier est que vous cesserez de vous lamenter, et passerez du statut de victime à celui de créatrice de vos envies. Le second est que plus vous serez heureuse, plus vous attirerez à vous des personnes bien dans leurs pompes, et mettrez au placard tous les mecs qui ne vous conviennent pas. C'est plutôt pas mal.

Alors que faire ?

- Apprenez à apprécier les moments de solitude.

Ne vous sentez pas obligée de passer deux heures trente avec Amélie, l'une de vos amies. Quand je vous dis : « Restez seule », il n'y a pas de piège dans l'intitulé… Alors, oui, passez des soirées *totally alone*. Allez au cinéma, au resto, et, pourquoi pas, dans un bar, seule. Ou restez toute la soirée chez vous, à faire une sculpture en fil de fer ou à vous épiler la moustache, je m'en moque. Prenez conscience que vous n'avez besoin de personne pour être heureuse, si ce n'est de vous-même.

- Inscrivez-vous à une activité.

C'est l'occasion de tester des pratiques différentes. Vous avez toujours rêvé de danser le tango, de prendre des cours d'araméen, de vous mettre au pipeau électrique, alors faites-le et soyez assidue. En ayant une activité rien qu'à vous, vous apprendrez à prendre du plaisir sans rien attendre des autres.

- Redessinez les contours de votre vie.

Demandez-vous si la vie que vous menez actuellement vous plaît réellement. Si ce n'est pas le cas, laissez-vous le droit de rêver et posez sur papier toutes les choses que vous aimeriez mettre en place (autres que la rencontre d'un mec). Voulez-vous changer de métier ? Songez à une reconversion. Vous souhaitez vivre ailleurs ? Renseignez-vous sur la région ou le pays de votre choix. Il n'est jamais trop tard pour changer de vie. En revanche, si vous attendez que l'homme débarque dans votre vie pour procéder aux changements nécessaires, là, oui, vous aurez loupé le coche… Alors foncez seule vers la vie qui vous plaît, le mâle arrivera plus tard.

Comment ne pas coucher avec un mec le premier soir ?

Nous le savons au fond de nous : non, il ne faut pas coucher le premier soir pour avoir plus de chances de ne pas avoir affaire à un *one night shot*[16].

Notez bien que la majorité des hommes fonctionnent de la même manière et ont besoin de sentir que la femme qui partagera leur vie, et surtout celle avec qui ils auront des enfants, n'a pas couché avec le restant de la ville. Je vous l'accorde, nous avons toutes dans notre entourage un ou deux hommes qui ont outrepassé cette règle et sont encore avec leur compagne, mais, comme vous ne savez pas à l'avance dans quelle catégorie se trouve votre conquête du soir… dans le doute, abstiens-toi (merci Zarathoustra !).

Le challenge n'est pas tant d'intégrer ce précepte – nous en avons conscience et savons qu'il est préférable de ne pas s'abandonner le premier soir – que d'arriver à résister à l'envie qui nous tenaille !

Nous partons pleines de bonnes intentions ; nous nous répétons, tel un mantra : « Le premier soir, je ne coucherai pas » ; il n'en demeure pas moins que, passé une certaine heure, et souvent un certain taux d'alcoolémie, nous acceptons que l'homme nous ramène. Et c'est là que tout se corse. Car nous avons beau réciter de manière frénétique : « Non, non, non, je ne craquerai pas », notre corps, lui, dit : « Oui, oui, oui ! » Nous entamons donc un débat avec nous-mêmes, allant d'un millième de seconde à plusieurs minutes.

Et c'est à ce moment précis que certaines nanas vont jusqu'à verbaliser leur ressenti en supposant, j'imagine, qu'avec ce stratagème, l'homme face à elle pourra être attendri. Cela va du : « Je ne fais jamais ça

---

16. Coup d'un soir dont vous n'aurez plus jamais de nouvelles passé 7 heures du matin, ou, s'il vous rappelle, vous aura cataloguée dans son calepin « numéros d'urgence » avec le reste de ses plans cul.

d'habitude » (mouais… et vous pensez vraiment que l'on va vous croire ?) à la phrase que je trouve mythique, vaine tentative de la femme pour se rassurer elle-même : « Mais si je couche avec toi, tu ne me rappelleras pas demain… »

Mesdemoiselles, d'après vous, que va vous dire le grand méchant loup alors que vous êtes déjà quasiment offertes à lui et qu'il a des yeux qui sentent le cul et un pantalon qui crie braguette ? « Oui, tu as raison, il vaut mieux que je parte pour avoir la chance de te revoir demain… » Soyez honnêtes avec vous-mêmes, vous aurez plutôt le droit à un baiser langoureux qui aura pour objectif de vous faire chavirer, et, surtout, de vous faire taire !

Acceptons cette terrible vérité : nous n'avons aucune volonté pour résister à l'assaut passé le premier baiser, et cela ne fait pas de nous des salopes. Alors, oui, profitons de la vie et de tous les plaisirs qu'elle nous offre.

Cependant, si vous avez envie d'aller plus loin dans la relation, car cet homme vous plaît vraiment, voici quelques astuces pour résister à votre désir, tout à fait légitime, de pousser Igor dans votre pieu :

- ne soyez pas épilée ;
- ne sortez pas ;
- ne buvez pas ;
- n'acceptez pas sa proposition de vous raccompagner ;
- dès que vous l'aurez quitté, éteignez votre téléphone pour ne pas craquer en envoyant un message qui le ferait accourir jusqu'à vous ;
- dormez chez une copine ou hébergez des amis de passage (voire votre mère) ;
- avant de sortir, laissez-vous un message sur votre répondeur et réécoutez-le au moment fatidique (douche froide immédiate) ;
- buvez le verre de trop et vomissez sur lui (radical).

Et si aucune de ces techniques n'a fonctionné, alors profitez-en, oubliez les préceptes de grand-mère, et donnez tout ce que vous avez !

Quel type de relation souhaitez-vous construire ?

Vous avez envie de rencontrer l'amour. Vous en avez marre d'être célibataire. Vous voulez partager votre vie avec quelqu'un.
Certes, mais vous êtes-vous déjà demandé ce que vous recherchez vraiment chez l'autre et quel type de relation vous souhaitez construire ?

Vous me répondrez sûrement que l'amour ne se commande pas ? Je vous l'accorde. Mais pour aider quelque peu le destin et construire une véritable histoire, vous devez vous poser quelques instants pour affiner votre quête.

Si vous vous focalisez essentiellement sur le fait de rencontrer quelqu'un, sans réfléchir à ce que vous voulez, vous tomberez sur des mecs qui ne vous conviennent pas, que vous qualifierez par la suite de connards (alors qu'il n'en est rien, ces hommes sont sûrement très bien pour une autre nana), vous collectionnerez les plans cul, vous avancerez dans la vie en mode « colin-maillard », et vous comprendrez aisément que marcher avec un bandeau sur les yeux est assez risqué et surtout plutôt casse-gueule. Bref, vous aurez 1 chance sur 500 de tomber sur la bonne personne.

Alors qu'en vous demandant ce que vous attendez de la vie, quels sont vos rêves, vos envies et vos valeurs, vous réussirez à attirer le bon prétendant et à construire une relation saine, où vous ne vous fourvoierez pas. Il n'est pas utopique de croire en ses rêves, et vous devez tout faire pour les réaliser. Trop de nos congénères oublient leurs rêves de vie, rencontrent une personne, se casent, et, dix ans plus tard, divorcent car ils ne se sentent plus en adéquation avec la vie qu'ils mènent. Le conjoint malmené ne comprend pas ce qui lui arrive car tout avait l'air d'aller bien. Alors autant tenter de ne pas rentrer dans ce cas de figure, si classique malheureusement…

Pour ce faire, commencez par faire preuve de bon sens et apprenez le principe de réalité. Car, si le prince charmant existe bel et bien (soyons tout de même positives !), il ne frappera pas chez vous à l'improviste en vous promettant qu'il pourra combler tous vos souhaits inconscients.

Rêver de rencontrer un musicos qui donne des concerts chaque soir, alors que vous êtes une adepte des petits dîners entre amis chez vous, ne peut pas vous convenir (sauf si au fond de vous sommeille une groupie prête à barouder et que vous avez un réel désir de changer vos habitudes).

De la même manière, si votre souhait est de partir vivre à l'étranger dans quelques années, ne vous casez pas avec une personne qui n'a pas, et n'aura jamais, cette envie (sauf s'il est canon et que vous n'êtes pas contre une petite histoire…).

En d'autres termes, posez-vous, prenez une feuille, et au boulot ! Répondez sincèrement aux questions suivantes et lâchez-vous :

- Quelles qualités doit avoir l'homme que vous aimeriez rencontrer ? Pourquoi ?
- Quel style de vie aimeriez-vous avoir dans quelques années ?
- Quelles valeurs sont importantes à vos yeux ?
- Voulez-vous vous marier ? Avoir des enfants ?
- Comment vivez-vous ? Êtes-vous plutôt casanière ou, au contraire, avez-vous besoin de sortir chaque soir ?
- Voudriez-vous vivre avec la personne que vous rencontrerez ou, au contraire, conserver deux appartements ?
- Quelles sont les choses dont vous ne pouvez pas vous passer (sport ou loisirs, voir vos amis, faire du yoga, rester seule au moins deux fois par semaine, etc.) ? Pensez à les conserver pour votre équilibre, même lorsque vous serez en couple.

En apprenant à vous connaître et en sachant ce que vous voulez, vous attirerez à vous les bons prétendants. Pourquoi ? Tout simplement parce que vous ne perdrez pas de temps avec ceux qui ne cadreront pas avec vos aspirations. Vous allez gagner un temps fou et serez plus susceptible de construire une relation durable.

Chapitre 4
Comment le conquérir ?

L'art d'être une chieuse

Je m'apprêtais à commencer l'écriture de ce chapitre et en répétais à haute voix l'intitulé, « Comment devenir une chieuse en 10 leçons », quand un pote me lança : « C'est inné chez vous ! »

Cher ami, c'est peut-être inné chez les filles, mais certaines d'entre nous n'ont pas intégré cela et ont donc un potentiel en devenir. Et il est important, pour attirer un homme dans ses filets, de devenir une professionnelle de la « chieusitude » !

Car l'homme aime les chieuses. Pourquoi ?

Parce qu'il a besoin de challenge. Il aime sentir que tout n'est pas gagné, il adore qu'on lui résiste et, par-dessus tout, il a besoin de réveiller le mâle en lui en grognant gentiment pour que la chieuse calme ses ardeurs.

Mais, pour trouver le juste dosage, une hiérarchie s'impose (voir le graphique ci-après).

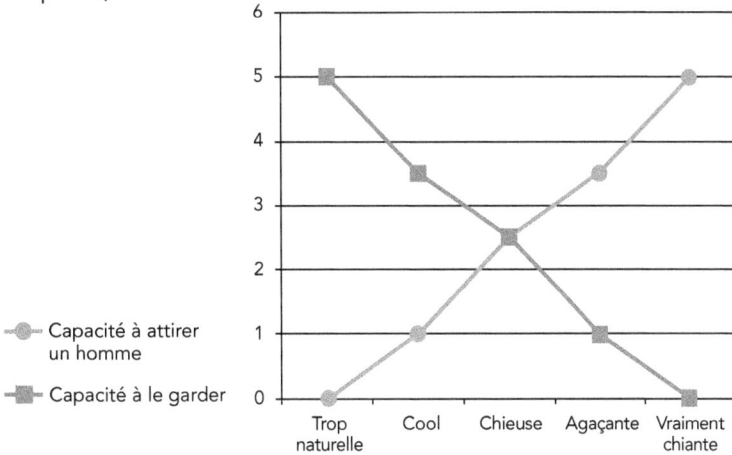

Où en êtes-vous en matière de chieusitude ?

1. Vous êtes dans une soirée quand soudain un beau gosse vous regarde avec insistance :

A. Vous vous retournez pour voir si c'est bien vous qu'il zieute.
B. Vous levez votre pinte de bière et trinquez de loin en lui souriant.
C. Vous maintenez son regard, puis vaquez à d'autres occupations.
D. Vous maintenez son regard, passez une main dans vos cheveux, puis vaquez à d'autres occupations.
E. Vous le regardez deux secondes, levez les yeux au ciel et entamez une discussion avec le groupe à côté de vous.

2. Vous arrivez dans un bar avec trois amis, dont votre *target*[17] :

A. Vous allez commander (et payer) tous les verres au comptoir et les apportez au trio.
B. Vous allez commander (et payer) tous les verres, mais demandez que l'un de vos acolytes les porte.
C. Vous restez à table et demandez à votre *target* d'aller vous chercher un verre.
D. Vous restez à table et demandez un mojito, mais seulement si le barman y met du sucre brun et non du blanc ; si ce n'est pas le cas, vous prendrez un verre de chardonnay.
E. Vous restez à table et trouvez qu'il est inadmissible que les clients soient obligés de commander au comptoir.

---

17. Cible : homme que vous aimeriez épingler pour les cinq voire les cinquante prochaines années.

3. Il est 5 heures du mat', vous rentrez à pied avec le trio du dessus et vous souffrez le martyre avec vos talons de 12 centimètres :

A. Vous gardez vos chaussures et marchez en canard en poussant des cris de douleur tous les 100 mètres.
B. Vous enlevez vos chaussures et enfilez la paire de Doc Martens que vous aviez dans votre sac.
C. Vous enlevez vos chaussures en clamant que vous adorez marcher pieds nus ; vous en profitez pour détacher vos cheveux et lancez des regards sauvages à votre *target*.
D. Aucune des réponses ne vous convient car vous n'avez jamais mal aux pieds en talons (mais quel est votre secret, la mauvaise foi ou Louboutin, qui fait oublier la douleur à cause du prix ?).
E. Vous exigez un taxi et, bien évidemment, ne proposez pas à vos amis de participer aux frais.

4. Premier rendez-vous, samedi 20 heures, dans un bar à bière :

A. Vous lui expliquez que la bière vous fait pisser toutes les cinq minutes.
B. Vous buvez plus que lui et, bien évidemment, sans manger, sinon ce n'est pas drôle.
C. Vous lui signalez que vous n'aimez pas la bière et lui donnez rendez-vous ailleurs.
D. Vous arrivez avec trente minutes de retard et lui signalez que vous n'avez qu'une heure à lui accorder.
E. Vous n'y allez pas. Vous n'allez tout de même pas vous taper un mec qui n'a rien trouvé de mieux qu'un bar à bière. Vous méritez mieux !

5. Première date[18] :

A. Vous ne vous changez pas avant d'y aller ; vous êtes tellement à l'aise dans votre jean/tee-shirt.
B. Vous choisissez des fringues dans lesquelles vous vous sentez « belle au naturel ».
C. Vous revêtez votre jean (qui vous fait un cul de rêve), votre tee-shirt (acheté à Londres) ; vous lâchez vos cheveux après vous être coiffée pendant trente minutes pour assurer ce coiffé-décoiffé tellement glamour.
D. Vous sortez talons, robe sexy et rouge à lèvres.
E. Vous tannez votre prétendant pour connaître le *dress code* de l'endroit dans lequel vous êtes conviée. Un bar à bière ? Vous y allez sur votre 31.

6. Vous sortez et êtes munie d'un sac XXL, aussi large que lourd :

A. Tout le monde en profite pour glisser un portefeuille, un trousseau de clés, un paquet de cigarettes. Après tout, ils n'ont pas de sac et le vôtre est grand. Vous acceptez sans rechigner (d'un autre côté, personne ne vous a demandé votre avis).
B. Vous proposez à vos compères de porter leurs biens.
C. Vous prenez l'attirail de vos amis et tendez votre sac au beau gosse de la soirée. Rien de plus normal.
D. Quelle idée, vous ne prenez jamais de sac XXL pour sortir !
E. Vous n'avez pas pris de sac, car vous êtes sortie en compagnie de la fille de la réponse A.

---

18. À prononcer « dèïte » ; le fameux premier rencard dont toutes les célibataires rêvent en secret (ou pas).

Résultats

Un maximum de réponses A : vous êtes trop naturelle.
Oui, je le dis et le redis, soyez naturelle (dans l'expression de vos émotions, dans votre communication, dans vos rapports aux autres…), mais ne dépassez pas la limite du *so much natural*, sous peine de n'attirer aucun homme. Enfin si, vous pourriez attirer l'Allemand en Birkenstock dans une manif anti-Monsanto avec vos poils sous les bras. C'est votre souhait ? Alors c'est parfait. Mais si vous préférez discuter d'autres choses que de toilettes sèches lors de votre premier rendez-vous, autant vous l'avouer tout de suite, vous allez devoir faire un petit effort. Vous avez de belles valeurs et une grande capacité à garder le mec que vous rencontrerez ; encore faut-il que vous réussissiez à l'attirer… Adoptez rapidement les codes de la chieuse. Quand l'homme aura mordu à l'hameçon, vous pourrez réintégrer petit à petit, et même convertir, ledit mâle à vos convictions.

Un maximum de réponses B : vous êtes cool.
C'est très bien d'être la FTT (Fille Tout-Terrain), aussi à l'aise une bière à la main dans la boue d'un festival pluvieux que buvant une coupe de champagne dans un palace avec spa attenant. Il n'en demeure pas moins qu'à force d'être si cool, les mecs finissent par vous taper sur l'épaule comme si vous étiez un pote de rugby ! Sur le papier, vous êtes au top, et c'est justement cela qui n'attire pas forcément les mecs. Pensez-vous dégager un sex-appeal fort quand vous buvez plus de pintes qu'un mec, que vous remontez vos bas comme un camionneur et parlez de cul comme si vous étiez le pote Jeanjean ? Les hommes aussi ont besoin de faire vivre leur imaginaire, alors vendez-leur du rêve pour les appâter…

Un maximum de réponses C : vous êtes une chieuse, félicitations.
Chère amie, vous êtes une sorte d'idole, la quintessence de la femme ! Vous jonglez avec votre féminité et savez attirer les mâles dans vos filets avec une facilité déconcertante. Continuez comme cela, mais

n'oubliez pas de mettre un peu d'eau dans votre vin lorsque vous serez enfin en couple. Car l'homme est, quoi qu'il puisse dire, toujours attiré par les chieuses. En revanche, dès que l'un d'entre eux aura mordu à l'hameçon, et pour le garder, tentez d'ajouter un peu de douceur à votre tempérament, votre compagnon n'étant pas votre homme à tout faire.

Un maximum de réponses D : attention, vous entrez dans la zone de l'agaçante.

Mademoiselle, apprenez à être un peu plus naturelle. Vous n'êtes pas obligée de dicter sans cesse la conduite de ces Messieurs, ni de vous pomponner à outrance en usant d'une palette de maquillage vous faisant davantage ressembler à un camion volé. Arrêtez de croire que tout vous est dû. S'affirmer et savoir ce que vous voulez est parfait, mais écouter l'autre et comprendre ses besoins forment les éléments de base pour construire un couple solide et harmonieux. Alors n'oubliez pas que la personne en face a aussi le droit de s'affirmer et n'a pas à être à vos ordres 24 h/24.

Un maximum de réponses E : changez vite, vous êtes vraiment chiante.

Fais ci. Ne fais pas ça. Mais noooon, je t'avais dit de ne pas toucher à l'armoire ! Arrête, tu ne sais pas faire la vaisselle… (Et deux heures plus tard) Quoi tu n'as pas fait la vaisselle ? Mon Dieu, mais comment faites-vous pour vous supporter ? Pourquoi chercher des problèmes lorsqu'il n'y en a pas ? Essayez de comprendre la personne en face de vous plutôt que de vous transformer en dictatrice, voire en castratrice ! Apprenez à sourire, à vous détendre, et surtout à vous taire tant que rien de positif ne pourra sortir de votre bouche. Ne cherchez pas à devenir une chieuse, tentez juste, dans la mesure du possible, d'être plus cool. Pour votre bien et celui de votre entourage. Merci !

Prototype de la chieuse

- Elle sait ce qu'elle veut et n'a pas peur de le dire.

La chieuse ne passe pas une soirée entière à demander l'avis de ses copines pour savoir quoi répondre au message envoyé par sa *target*.

Elle ne passera pas un an dans une histoire qui ne mène à rien, car la chieuse, elle, connaît son potentiel.

- Elle ne fait pas, elle demande que l'homme fasse pour elle.

Pendant qu'une célibataire lambda se démène pour changer l'ampoule cassée, réparer l'évier bouché et taper comme une dératée dans le mur pour réussir à accrocher un tableau de manière totalement bancale, la chieuse, elle, appelle un ami !

La chieuse ne porte jamais un sac de plus de 800 grammes si un mâle est dans les parages… Des bras si virils doivent forcément servir à quelque chose !

- Elle assume pleinement sa féminité.

La chieuse est cette fille énervante qui bénéficie d'un brushing toujours impeccable alors que vous frisez à la première goutte de pluie, porte des fringues qui ont l'air de sortir du magasin, ne sent pas la clope alors qu'elle fume plus que vous, ne souffre pas le martyre sur des talons hauts, sait parfaitement jouer avec ses cheveux sans faire pimbêche, jette des regards de braise aux hommes succombant à ses charmes alors que vos globes oculaires ressemblent aux yeux d'un merlu sur un étal de poissonnier en fin de marché.

- Elle connaît ses qualités et ne se dévalorise jamais.

La chieuse surfe sur ses qualités et refuse de travestir sa personnalité pour plaire à qui que ce soit. Elle assume son corps, rondeurs comprises, et ne se laisse pas marcher sur les pieds. La chieuse se kiffe et elle a raison !

Comment le conquérir ? | 95

- Elle est exigeante car elle sait qu'elle mérite un mec aussi bien qu'elle.

La chieuse n'est pas une célibataire mal dans ses baskets. Elle le vit parfaitement bien car elle sait qu'il n'y a rien de pire que d'être mal accompagnée et certainement que l'homme qui est fait pour elle existe quelque part. En attendant, elle profite de la vie de célibataire, s'éclate et n'a besoin de personne pour créer la vie qui lui plaît.

- Elle sait s'affirmer et, lorsqu'elle parle, on l'écoute.

La chieuse n'est pas timide et assume pleinement ses envies et ressentis. Quand elle veut quelque chose, elle le demande… et l'obtient. Elle ne se demande pas ce que l'on va penser d'elle si elle dit ou fait telle ou telle chose. Elle est elle-même à 100 % et dit toujours ce qu'elle a sur le cœur au lieu de se monter la tête et de ne rien dire par peur d'être rejetée.

- Elle sait se faire désirer.

La chieuse est consciente de sa féminité et sait parfaitement en jouer. Elle dégage cette sorte d'aura qui attire les mâles dans ses filets, car la chieuse est une promesse ! Ce n'est pas la pauvresse sur laquelle une énorme pancarte « Je veux un mec parce que je me sens seule » clignote. La chieuse ne se prend pas la tête deux jours car elle a couché avec un inconnu qui ne l'a jamais rappelée, non. La chieuse sait dès le départ que ce mec n'était qu'un plan cul puisque c'est ce qu'elle voulait. Mais en règle générale, la chieuse sait faire patienter son prétendant jusqu'à ce qu'il soit à point. Car la chieuse est bien dans sa peau et sûre de son plus beau pouvoir : sa féminité[19] !

---

19. Nul besoin de s'afficher en minijupe et talons hauts pour être féminine. La féminité est avant tout aimer le fait d'être une femme et connaître la puissance que cela offre. Elle passe d'abord par le regard que vous vous portez à vous-même. Êtes-vous à l'aise avec votre corps, avec le fait qu'il puisse vous plaire et séduire un homme ? Avez-vous profondément conscience que vous pouvez (si vous le souhaitez) donner la vie ? La féminité, c'est être telle que vous êtes, avec votre charme, sans ajouter des tonnes d'attributs clinquants. C'est accepter votre douceur et votre sensualité. C'est accepter aussi les compliments que les hommes peuvent vous faire sans être gênée. C'est faire rayonner votre essence au plus profond de votre être.

Dès à présent, usez de la stratégie au fort pouvoir d'attraction de la chieuse. Soyez sûre de vous, cessez de vous dévaloriser et surmontez votre timidité. Vous êtes une femme, vous êtes une bombe à retardement, les hommes sont à vos pieds ! En revanche, passé la phase d'attaque, lâchez du lest et redevenez vous-même. J'entends déjà certaines d'entre vous hurler sur le fait qu'il faille jouer un rôle… Chères amies, je ne vous demande pas de rentrer corps et âme dans un quelconque personnage, mais juste d'user de certains codes. On n'attrape pas les mouches avec du vinaigre ! Mais si vous préférez attendre un prince charmant galopant sur son fidèle destrier, c'est votre choix. N'oubliez cependant pas que la Belle au bois dormant a galéré cent ans comme une conne avant d'être réveillée par le premier crétin débarqué… On nous fait croire que c'était un beau chevalier, mais qui peut vous confirmer qu'il ne s'agissait pas en fait du gars de la maintenance des douves à l'haleine fétide ?

De plus, de nos jours, notre preux chevalier en collants aurait plutôt tendance à se barrer avec Lancelot du Lac… Alors, les filles, reprenez votre pouvoir. Vous avez assez de sixième sens et de doigté pour choisir celui qui vous conviendra ! À l'attaque, mes petites chieuses !

De l'acceptation de la féminité

Redevenons des femmes !

Ce n'est pas régresser que d'assumer pleinement nos valeurs intrinsèques. Ce n'est pas étouffer la belle lutte que les premières féministes ont menée que de redevenir Femme. Nous nous fourvoyons de plus en plus dans des rôles qui ne nous appartiennent pas. Que nous nous battions pour une égalité de salaire, de responsabilités professionnelles, de traitement, oui ! Mais ne nous transformons pas en ce que nous ne sommes et ne pourrons jamais être : des hommes ! Nous nous trompons de combat. Nous élever dans la société ne veut pas dire user des attributs masculins pour arriver à nos fins. De la même manière, dans les relations amoureuses, nous nous déguisons en amazones (« Il ne va quand même pas croire que j'ai besoin de lui ! ») et pensons à tort qu'en demeurant une femme dans toute sa splendeur, nous serons rabaissées à un rang inférieur ! À force de nous travestir, les hommes ont eux aussi changé. Il n'y a plus aucun repère. L'homme est castré par la femme puissante, qui n'accepte pas ses valeurs féminines. De manière beaucoup plus triviale, les filles, arrêtez de vous prouver par a + b que vous n'avez besoin de personne et que vous pissez plus loin que les mecs. Quant à vous, messieurs, redevenez des gentlemen !

Hommes ou femmes, nous sommes composés de principes féminins et masculins. Malheureusement, nous usons tous davantage de masculinité et l'équilibre s'est rompu. Acceptons nos deux énergies et allons vers l'autre en nous démasquant. Un homme a le droit de pleurer et une femme a le droit d'avoir besoin de se sentir protégée !

Femmes, retrouvez votre essence féminine. Ce n'est pas de l'antiféminisme ! Bien au contraire. Les valeurs féminines peuvent faire émerger un monde plus harmonieux, où chaque partie ne sera plus en dichotomie mais en concordance. Redevenir une femme ne veut pas dire jeter aux oubliettes tous les combats menés et gagnés par nos aïeules. Mais nous avons désormais autre chose à faire, un nouveau combat amplement plus important à mener : créer un monde nouveau et une humanité qui cessera d'user des valeurs masculines de puissance et de compétition au détriment d'autrui pour en faire émerger une plus féminine, créative, collaborative, solidaire. Ce n'est bien évidemment pas un message pour que les femmes arrivent au pouvoir au détriment des hommes, mais plutôt pour que le principe féminin soit remis à sa juste place et contribue à un monde nouveau. D'ailleurs, les hommes aussi ont leur rôle à jouer en acceptant pleinement leur part féminine, en apprenant à communiquer différemment et en cessant de chercher le pouvoir à tout prix. Nous ne sommes plus au Moyen Âge et n'avons pas besoin de lutter pour survivre. La femme travaille et contribue elle aussi à la bonne marche du foyer. Cessons de nous positionner contre l'autre, cessons de tenter de le dominer, ouvrons-nous et marchons ensemble vers une humanité qui pourra enfin s'épanouir, partager, et qui permettra à chacun de ne plus faire les choses contre mais avec la différence de l'autre.

J'arrête de me prendre des râteaux

Qui n'a jamais pris un râteau ? Personne (à moins d'être un homme à l'ego surdimensionné ou une nana qui n'a jamais tenté de faire le premier pas). Et même ceux-là ont sûrement dû se prendre le vent du siècle, au moins à 14 ans.

Je ne parle pas du petit moment de solitude ressenti pendant une soirée où l'on a parlé à une *target* potentielle encore inconnue une heure avant, et qui ne rentrera pas avec nous ce soir-là, mais plutôt du sentiment de déperdition après avoir tenté une approche vers l'homme que l'on voyait déjà dans notre lit pour les quinze prochaines années.

Nous étions certaines d'avoir une touche énorme, nous nous voyions déjà dire pendant le repas de Noël (Hanouka ou l'Aïd el-Kebir) en famille : « Ça y est, j'ai rencontré quelqu'un » (ce qui nous aurait enfin permis de ne plus entendre les : « Mais je ne comprends pas pourquoi tu es toujours célibataire ! »), nous imaginions le premier rencard, nous rouge écarlate, lui nous mettant à l'aise…

Et, pour la première fois de notre vie, nous avons décidé de faire le premier pas en lui disant qu'il nous plaisait. Et là… *Fly me to the moon* (mais seule), nous venons de nous prendre le plus gros râteau de toute notre existence.

Nous rêvons de nous transformer en souris (que dis-je, en acarien !), nous sentons notre cœur se fêler avant d'exploser littéralement, nous aimerions passer les trente prochaines années la tête sous la couette, nos yeux piquent mais nous sommes dignes et les larmes ne sortent pas… C'est le moment où nous envoyons à nos quatre copines les plus proches un e-mail extrêmement détaillé (« Je lui ai dit… Il m'a dit… Du coup j'ai plus rien dit ! »). Dans les deux minutes, vous recevez quatre messages en simultané : « Tu veux qu'on aille boire un verre après le boulot ? » Merci les filles !

Nous voilà, fuyant le bureau à 17 h 30 au lieu des 21 heures habituelles, ravalant nos larmes dans le métro et arrivant piteusement à la terrasse de notre bar fétiche où nous répondons au serveur : « N'importe quoi, mais un truc fort. » Et ce sera parti pour des heures et des heures de discussion sur l'instigateur indirect de cette soirée (qui, au final, est moche, est un naze, ne sait pas ce qu'il rate, est un gros connard, etc.), puis, l'alcool aidant, et les amies étant vraiment parfaites, nous finirons sur une piste de danse à 4 heures du mat' (la réunion de 10 heures du lendemain ne faisant plus partie de nos priorités).

Les jours suivants, nous nous sentirons un peu merdeuses, nous aurons surtout envie d'être seules, à regarder des DVD au fond du lit avec un paquet de Granola sur le côté gauche et du thé vert (non, le thé vert n'ôte pas les calories des Granola…) sur la droite.

Mais, au final, nous devrions, au contraire, nous féliciter et être fières de nous ! Nous avons fait le premier pas. Cela s'est certes soldé par un échec cuisant, mais, au moins, nous sommes fixées rapidement et avons évité de cristalliser et de baver sur ce mec pendant un an sans rien faire !

Nous devons continuer à nous prendre des vents, cela nous fait gagner du temps. Et pensez un peu à ces pauvres hommes, qui, eux, se sont sûrement pris plus de refus que nous. Après tout, nous leur avons toujours demandé de faire le premier pas, et ce n'est pas simple. Nous nous plaignons toujours du manque de prise d'initiative des mecs de 30/40 ans, mais ne croyez-vous pas qu'ils en ont marre de se prendre des vents ? Nous trouvons normal, nous les nanas, de les envoyer paître gentiment (messieurs, notez que nous préférons des excuses du type « je suis déjà en couple » même si cela est faux !).

Essayons de nous mettre dans la peau des hommes. Eux aussi doivent être au bord du gouffre quand une nana les malmène. Il y a vraiment des mecs bien, arrêtons de flipper. Non, ils ne sont pas tous infidèles.

Pourquoi n'auraient-ils pas de sentiments ? Eux aussi attendent l'amour de leur vie (ou en tout cas l'amour des trois années à venir). Eux aussi ont envie d'être rassurés. Eux aussi ont envie de construire quelque chose de bien. Vous croyez quoi ? Qu'ils ne sont là que pour tirer leur coup ? Et vous alors, vous n'avez pas d'histoires d'un soir comme eux ?

N'attendez plus, les filles. Si un mâle vous plaît, vous devez lui faire comprendre, et tant pis si le retour est négatif. Au pire, vous finirez à refaire le monde avec votre bande de potes.

Et un jour, oui, vous arriverez victorieuse au fameux repas de famille ! Allez, foncez…

La playlist « Lady Montmartre vénère l'amour »

Si vous ne savez pas scanner un flashcode, direction Google : tapez la playlist « Lady Montmartre vénère l'amour » et vous arriverez directement sur la page.

21 jours pour conquérir *the* mec

Jour 1 : Faites-vous belle chaque jour (et même pour descendre les poubelles).

Jour 2 : Achetez de la belle lingerie (faites un feu de joie avec vos culottes en coton).

Jour 3 : Maquillez-vous (sauf si vous avez 22 ans et un teint de pêche).

Jour 4 : Testez le *pole dance* (mais pas sur un panneau stop en pleine rue).

Jour 5 : Souriez à pleines dents (sauf si elles sont de travers ou que vous venez de manger un taboulé libanais).

Jour 6 : Draguez un inconnu (s'il est 2 heures du mat', cela ne compte pas).

Jour 7 : Jouez avec vos cheveux (sans rester coincée dedans, remarque que seules les frisées comprendront).

Jour 8 : Dites oui à toutes les sollicitations (ne rentrent pas dans cette catégorie les déménagements et les anniversaires au cul du loup).

Jour 9 : Lisez des magazines masculins (des *lifestyles*, pas *Auto Moto*).

Jour 10 : Regardez droit dans les yeux tous les mecs que vous croisez dans la rue (sauf les moches).

Jour 11 : Apprenez à laisser mariner un mec au moins trois jours.

Jour 12 : Évitez de dire « putain », « truc de ouf », « swag » et « j'ai trop kiffé » (valable pour les dix prochaines années).

Jour 13 : Si un mec vient vous parler, ne l'envoyez pas paître, souriez.

Jour 14 : Proposez à un mec que vous aimez bien d'aller boire un verre.

Jour 15 : Changez vos habitudes.

Jour 16 : Ne vous mettez pas en pilou-pilou dès que vous dépassez le pas de votre porte (sauf en cas de grippe).

Jour 17 : Soyez optimiste et répétez chaque jour : « Je sais qu'un homme bien m'attend quelque part » (en espérant que ce n'est pas en Laponie).

Jour 18 : Répétez plutôt la phrase : « L'amour frappe à ma porte » (c'est plus simple) ou « Bradley Cooper frappe à ma porte » (autant y aller à fond).

Jour 19 : Alternez verre d'eau et alcool quand vous sortez (il n'y a que vous qui croyez être fun quand vous êtes bourrée).

Jour 20 : Dites ce qui vous passe par la tête, le naturel est une valeur sûre (sauf si vous sortez d'une émission de téléréalité, dans ce cas, le silence vous aidera).

Jour 21 : Aimez-vous chaque jour davantage !

Mais où sont les hommes célibataires ?

Vous aimeriez faire des rencontres ? Encore faut-il savoir où débusquer la proie, car désormais, l'homme se cache, l'homme a peur (de vous, de s'engager, de ne plus pouvoir jouer à la PlayStation, de devoir ranger les boîtes de pizza et les bières qui jonchent le sol, de devoir coucher avec une seule personne jusqu'à la fin de sa vie, de devoir se justifier sans cesse, de ne pas voir dans la seconde que vous avez changé de coiffure, ce qui engendre une énième engueulade…).

Une petite classification géographique s'impose !

- L'homme est dans le Marais à Paris ou à West Village à New York. Probabilité pour qu'il soit hétéro : 3,6785 %. Autant se l'avouer tout de suite, si vous cherchez un mec, changez de quartier.

Il existe une catégorie de nanas qui ne flashent que sur des gays. Cherchez bien, vous avez forcément dans votre entourage la copine qui déboule en déclamant qu'elle est raide dingue de son prof de danse (non, pas de préjugés hâtifs, tous les danseurs ne sont pas forcément homos). Bien évidemment, vous allumez votre ordinateur pour googliser l'individu, et là… vous tombez sur une vidéo où l'homme présente une chorégraphie sur une chanson de Britney Spears (premier indice), porte des talons (deuxième indice) et déploie plus de féminité que les nanas suivant sa chorégraphie (troisième indice, qui fait office de preuve).

Que dire à cette amie ? La vérité, en lui faisant prendre conscience qu'elle a peut-être peur du loup, mais qu'à un moment donné, il va bien falloir tomber dans sa gueule pour grandir un peu…

- L'homme part en vacances en Bretagne.
Probabilité pour qu'il soit déjà casé : 83 % (surtout s'il a une mèche et un pull autour des épaules – les 17 % restants sont bretons). S'il n'a aucune origine bretonne, fuyez !

Ah l'homme marié, tout un poème…

Vous savez, ce fameux mec dont la réplique récurrente est : « Je te promets que je vais quitter ma femme. » Alors si par mégarde vous êtes tombée sur ce type d'individu, sachez que s'il ne l'a pas quittée dans les trois mois, il ne le fera jamais ! Alors à vous de voir : soit vous avez un tant soit peu d'estime de vous-même et le quittez, soit vous ne faites rien et cette situation peut encore continuer pendant les dix prochaines années, moment où ledit homme marié vous échangera contre une nouvelle maîtresse de 20 ans sa cadette avec 1 m 30 de jambes… Et je vous assure que, lorsque vous vous apercevrez que vous avez gâché dix ans avec un EDHM (Enfoiré D'Homme Marié), ce n'est pas une cure de Botox qu'il vous faudra, ni sept ans de psychanalyse (à 110 euros de l'heure non remboursés par la Sécu), mais bel et bien un ravalement intégral et une retraite de dix-huit ans dans un ashram en Inde, où vous ne pourrez manger que des plantes dépuratives et serez contrainte de tenir la position de yoga Bakasana (dite du héron) durant cinq heures, et ce, quotidiennement. Douleur… Mais vous l'aurez bien cherché !

Je le répète donc, passé les trois premiers mois, si l'homme reste avec son officielle, partez, car il ne la quittera pas. Pourquoi ? Parce qu'il a le beurre, l'argent du beurre et le cul de la crémière. En d'autres termes, le feu de cheminée avec sa femme (les deux enfants, le labrador, les petits plats maisons, la lecture de son journal sur le canapé assorti aux rideaux, eux-mêmes assortis au bouquet de fleurs sur la table basse) et le feu d'artifice avec vous (dîner à même le sol, ébats torrides, aucun compte à rendre, jamais d'engueulade…). Pourquoi changerait-il ?

Mais ne mettons pas tout sur le dos de ces pauvres hommes… Vous aussi vous avez votre part de responsabilités. Pourquoi acceptez-vous ce type de relation si ce n'est qu'au final, vous y trouvez votre compte ? Avez-vous peur de vous engager véritablement ? Est-ce le côté inaccessible qui vous fait vibrer ? Fuyez-vous la routine du quotidien ?

Vous méritez mieux qu'une histoire à deux balles. Vous êtes une princesse et non la deuxième (cinquième ?) roue du carrosse !

- L'homme est au parc avec ses enfants.

L'homme moderne va au parc avec ses enfants, oui, mais rarement seul. S'il est bien seul au parc avec ses enfants, la probabilité pour qu'il soit célibataire est alors de 98 % (les 2 % restants portent une alliance…).

Vous pouvez tenter une approche : l'homme au parc avec ses enfants est comme tout le monde, il cherche à noyer son ennui. La première investigation à mener concerne la durée de son célibat :

– De un à six mois de célibat : l'homme retrouve sa masculinité, et son adolescence aussi. Il redécouvre les joies des sorties, des gueules de bois et des conquêtes d'un soir. (Mesdemoiselles, information importante, évitez de commencer une relation avec un mec qui vient de se séparer de sa nana. C'est voué à l'échec. Il vous utilisera pendant quelques jours ou semaines car il a peur de rester seul, mais cela se finira en eau de boudin.)

– De six mois à un an : il commence à se dire qu'il serait temps de cesser les *one night shots* pour une histoire plus sérieuse (oui, vous avez bien lu, il faut six mois à l'homme pour que la réflexion mène à l'action). À partir d'un an : il est mûr et prêt à être cueilli ! Vous aimez les enfants au fait ?

- L'homme est en boîte de nuit.

Que dire de l'homme rencontré en boîte de nuit ? Tout dépend de l'heure (et donc du taux d'alcool dans le sang).

Alors, effectivement, rares sont les histoires d'amour qui commencent après une rencontre à 6 heures du mat' en boîte. Ne nous voilons pas la face, à cette heure tardive, vous étiez la dernière sur la piste de danse, vos inhibitions étaient tombées en dessous du seuil fatidique de zéro… Vous auriez été capable de rentrer chez vous avec Choubaka, pensant que c'était un jeune homme d'origine portugaise.

Parfois, certaines histoires peuvent durer. Comment ? En séquestrant l'homme pendant les 24 heures suivantes. Vous installez ainsi une certaine intimité et, si cela se passe vraiment bien, ça peut fonctionner.

Comment le conquérir ?

À noter cependant : évitez de le ramener chez vous passé 2 heures du mat', sauf si vous avez discuté tout le long de la soirée.

- L'homme est au bureau.

Selon une enquête de *Career Builder*, 23 % des histoires d'amour au travail se concrétisent par un mariage. Plein de promesses, mais, finalement, c'est un peu comme dans la vie hors bureau… Tout dépend de l'angle d'attaque. Il est certain que, si vous avez chopé Thibaut, bourrée, une guirlande autour du cou, et dansant sur la photocopieuse le soir de la fête de Noël, il y a moins de chances que cela fonctionne. Sauf si c'est justement votre maladresse naturelle lors de la chute de la photocopieuse qui a attiré le fameux Thibaut. Car, oui, c'est en étant à 100 % vous-même que vous tomberez sur le bon. Alors ouvrez les yeux, galopez à tous les étages, devenez le pilier de la cantine du sous-sol et, dès que vous le pouvez, allez discuter avec vos interlocuteurs plutôt que d'envoyer des e-mails. Si l'amour ne vient pas à vous, allez le chercher !

- L'homme est sur un site de rencontres.

Alors là, nous sommes en face d'une question épineuse. Est-ce que l'homme présent sur un site de rencontres a véritablement envie de s'engager ? Oui et non. Le site de rencontres, c'est un peu le gin tonic de l'amour : une dose de gin pour trois doses de tonic. En d'autres termes, vous avez trois chances sur quatre de tomber sur un queutard. Les sites regroupent quatre grandes catégories d'hommes (sachant qu'ils peuvent appartenir à plusieurs catégories en même temps, histoire de corser l'affaire) :

– le type businessman : il bosse 17 heures sur 24 et n'a pas le temps de sortir, et donc aucune possibilité de rencontrer qui que ce soit ;

– le type geek et affiliés : il est d'une telle timidité qu'il lui serait juste impossible d'aller accoster une fille autrement que par écran interposé ;

– le type normal : il est bien sous tout rapport, mais, à force de sortir avec la même bande depuis des années, il ne rencontre plus de nouvelles têtes. C'est lui, l'homme à débusquer, la quête, que dis-je, le Graal !

- le type queutard : il a compris depuis fort longtemps qu'il pouvait réussir à baiser une nana différente chaque soir. C'est le businessman… mais du plan cul. L'avantage avec lui, c'est qu'il est facilement repérable : rentrez directement dans des discussions portant sur sa vision du couple et dites-lui que s'il cherche un plan cul, c'est la fiche d'à côté… Il partira vite fait.

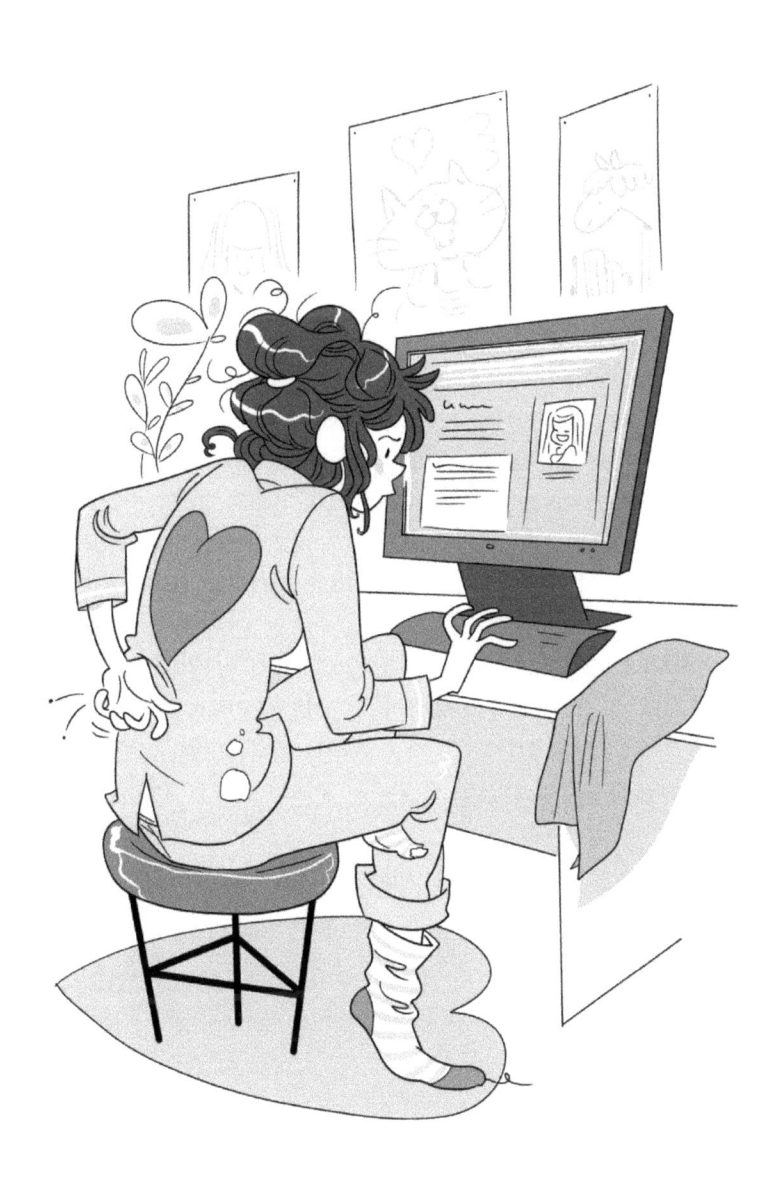

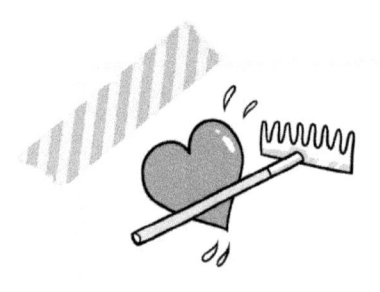

Petites choses à savoir avant de vous inscrire sur un site de rencontres

Vous allez y passer des heures.

Vous allumez votre ordinateur à 20 heures pour regarder deux ou trois fiches… Vous éteindrez à une heure du mat' ! Pourquoi ? Parce que vous avez répondu à la plupart des énergumènes qui vous ont envoyé un e-mail, et, surtout, avez continué à espérer que l'un d'entre eux se transformerait en prince charmant. Bien que vous ayez trouvé la plupart des échanges pitoyables, vous y retournerez le lendemain, et le surlendemain et le sur-surlendemain…

Même si vous vous êtes inscrite dans le but de trouver le grand amour, vous finirez quand même au moins trois fois avec un inconnu dans votre lit. Il s'agit en règle générale du jeune de 25 ans, qui a cette habileté incommensurable à vous faire craquer en deux secondes.

Résistez à l'envie de changer dix fois votre profil (que celles d'entre vous qui ont commencé leur fiche par « Romantique, je cherche le grand amour » et l'ont remplacé au bout d'une semaine, faute de prétendants, par « Fille, aimant la vie, festive, veut faire des rencontres sympas » lèvent la main…).

Ne passez pas trois plombes à échanger virtuellement. Dès qu'un mec vous plaît, cessez d'échanger des e-mails et rencontrez-le, sous peine de passer les six prochains mois à vous envoyer des e-mails, ce qui ne ferait que cristalliser la relation et vous maintenir dans l'irréalité (l'e-réalité ?). En bref, foncez !

Apprenez à analyser les photos. Vous allez être face à plusieurs catégories d'albums :

▶ **Le mec qui vient de se séparer** : facilement identifiable, il y a soit un gros rectangle fait sur PowerPoint pour cacher la gueule de l'ex, soit une découpe hasardeuse.

▶ **Le mec ultra sûr de lui et qui n'est là que pour des plans cul** : il a littéralement sorti le book professionnel ; ses photos sont dignes de la couverture du *Vogue* US.

▶ **Le mec romantique mais moche** : il ne met que de superbes photos de paysage sur lesquelles il n'est même pas.

▶ **Le free gigolo et doté du QI d'un bulot mort** : il ne poste que des photos de lui torse nu et entouré de « copines ».

▶ **Le mec qui se la joue cool** : une photo en soirée, une photo au boulot, une photo arty, une photo de voyage, une photo avec la guitare derrière...

▶ **Le mec qui n'assume pas** et se prend tout seul en photo en version *selfie* raté.

▶ **L'expert-comptable ennuyeux** : il ne dispose que de deux photos sur son profil, l'une en costume pendant un mariage, l'autre en costume dans son bureau.

Ne misez pas tout sur le physique. Dans la vraie vie, vous tombez sous le charme d'une personne. Elle n'est pas parfaite, mais le son de sa voix ou un geste particulier vous font chavirer. Sur le Net, si la cible n'est pas canon, vous passez à autre chose... Vous ne laissez aucune chance au produit et foncez sur la fiche de John, beau gosse aux carrés de chocolat. NB : vous ne l'auriez même pas calculé dans un bar tellement sa gueule semblait hurler : « J'en ai déjà chopé deux rien que ce soir ! » Alors tentez d'être un peu réaliste.

Vous allez devenir nostalgique de votre prof de français : ceci est un exemple réel. *Bescherelle Rest In Peace !* « Bonne soire je mapel XXXX jé44a et je mere fére conisene a vek vou si tuve bin je soui dorijine tunise et safé 26 que je soui ea parirs je cherchepa fere mepapyé je cherche men moitie jemre fére conisense a feke vou si vou vole bin je spere vou conperne men messge a bnito riadh porte vou bin et bonne woui kende bis. »

Comment le conquérir ? | 109

Vous finirez par oublier que vous êtes là pour chercher l'Amour. Voilà le véritable piège (valable pour les deux sexes) : ce type de sites est extrêmement addictif et, pire encore, vous trompe. À force de surfer sur les différentes fiches, vous en devenez de plus en plus exigeant.
« Celui-là est bien, mais il n'a pas de tatouage. » (Est-ce que, concrètement, dans la vraie vie, vous vous seriez arrêtée à ce détail ?)
« Celle-là est super, je passe de bons moments avec elle, mais j'ai encore reçu un message de TiteBrunette[20] et elle a l'air pas mal. »
Le piège s'est refermé : vous n'êtes plus du tout dans la réalité. Pour vous, l'amour est une *home page* avec un maximum de photos.

Les sites sont des *shopping centers*, l'amour devient un produit jetable, que vous consommez au même rythme qu'un pot de Nutella. Vous pouvez aussi parfois vous persuader que monsieur X n'est peut-être pas si mal, alors que vous ne l'auriez jamais regardé dans la vraie vie... *Game over* !

Pour ma part, j'aimerais plutôt que de vous inscrire sur des sites de ce type, vous redeveniez des êtres dotés d'humanité et de courage, et arrêtiez de marcher dans la rue les yeux baissés. Regardez-vous et souriez lorsque vous croisez un homme ou une femme qui vous plaît. Redécouvrez le plaisir de la vraie rencontre, de la surprise. Laissez-vous guider par votre cœur et non par votre clavier !
Faites le test au moins une semaine ; réapprenez à aller vers l'autre et à vous ouvrir.

---

20. Exemple parmi tant d'autres des pseudos que l'on trouve sur les sites de rencontres. Tout comme : Gros calibre, Zouk love, Fille facile, Germanlover... (dénominations très poétiques qui ont le mérite d'indiquer dans quelle catégorie se trouve leur détenteur), Bisounours, Rêvedetoi, Jetattends (pseudo dit de « foutage de gueule », où un queutard se fait passer pour le célibataire en quête de l'amour).

- L'homme est à un cours ou à une réunion non professionnelle. Évitez certains cours de danse où l'on ne retrouve que des nanas en quête d'amour et persuadées qu'elles vont se taper Antonio Banderas en apprenant la salsa. Évitez aussi les cours de bricolage : cela ferait mauvais effet si vous aviez davantage de dextérité que les hommes présents.

Misez tout sur les cours d'œnologie, de cuisine ou de dégustation de bière ou de vodka (évitez les cours de cuisine végétarienne si, pour vous, un agneau dans un pré « a l'air bon »), sur les meetings politiques (là, je vous l'accorde, il faut une motivation à toute épreuve, et avez-vous vraiment envie de vous taper des heures de discussion politique avec votre futur mec ?) et sur les congrès scientifiques. Ce sont des viviers à mecs célibataires ; un véritable ball-trap !

Techniques d'approche passées au crible

J'entends la moitié d'entre vous s'écrier : « Techniques d'approche ! Hors de question, l'homme de ma vie fera le premier pas ! » Hum ! Hum ! Je vous le souhaite, mais cela sous-entend deux choses :

- La première est que vous avez toutes les chances de vous faire avoir en pensant ainsi. En gros, dès qu'un mec vous accoste et semble plus « concret » que les autres, vous chavirez et l'étiquetez en deux minutes : « Homme parfait pour les vingt prochaines années » ; vous finissez la nuit avec lui, et ce n'est que le lendemain matin que vous déchantez… Il s'est barré. Ce qui, pour le commun des mortels, ne serait pas trop grave, mais qui, pour vous, représente la fin du monde. Vous allez emmerder la terre entière avec votre plan avorté, vos propos anti-mecs, et déprimer pendant des jours. Alors, s'il vous plaît, pour le bien de tous, n'attendez pas l'homme ; traquez-le !

- La seconde est plus déprimante… Les hommes ne sont plus des gentlemen. Une partie d'entre eux flippent à l'idée d'accoster une femme et ne le font donc pas. L'autre partie s'imagine qu'en vous

sortant deux phrases pourries, vous allez leur proposer le remake d'une vidéo YouPorn.
Alors que faire ? Choisir celui qui vous plaît et foncer !

Vous êtes fin prête à partir à la conquête du mâle, et j'ai donné de ma personne en testant pour vous différentes techniques d'approche. À vous de choisir celle que vous assumerez le mieux. Assumer ne signifie pas toujours réussir (je m'en suis aperçue à mes dépens pendant ces tests).

Techniques d'approche au boulot

- La machine à café ou la pause clope

Chances de réussite : 50 %. Mais attention à la durée : si vous n'avez pas attaqué passé le premier mois de pauses café/clope, il est trop tard.

Alors comment procéder ?

Tout d'abord, évitez de vous transformer en pompier qui fume clope sur clope. Ça tue le glamour, vous puez, et vos dents jaunes n'arrangeront rien. Qui veut copuler avec un cendrier ? Chaque jour pendant une dizaine de jours, créez un petit rituel. Vous vous rejoignez à la même heure et commencez à en apprendre plus sur lui. Est-il célibataire ? Comment vit-il ? Où sort-il ? Puis vous lui proposez directement d'aller boire un verre après le boulot. S'il refuse sans rien ajouter, laissez tomber. S'il refuse en vous proposant une autre date, c'est gagné. NB : ne couchez surtout pas avec lui dès le début. Vous ne savez pas quelle tournure va prendre l'affaire et les piques acerbes en réunion commerciale ne sont pas du meilleur goût.

- Le souci informatique

Chances de réussite : partant du principe que l'homme qui est le plus apte à réparer votre ordi est le geek de la maintenance (timide et connecté 24 heures/24), les chances d'atteindre votre objectif sont assez minces (10 %). Mais qui ne tente rien n'a rien. Pour les 90 % restants, vous pourrez compter sur une belle histoire simple, surtout si vous êtes fan de jeux vidéo.

Alors comment procéder ?

La première étape va consister à l'appeler environ une fois par jour, et ce, durant une semaine, en prétextant un bug de votre ordi. Le premier couac, c'est que cet homme est extrêmement doué et qu'il prendra la main sur votre ordi sans même se déplacer (vive la technologie…). Alors insistez et entamez la stratégie dite de la deuxième semaine : allez directement dans son bureau et demandez-lui de vous suivre, car, cette fois-ci, votre Mac a réellement dépassé les bornes (un Mac peut-il *bugger* ? À vérifier). Réitérez cette procédure au moins cinq fois dans la même semaine, quitte à débrancher parfois les fils qui raccordent l'objet défectueux à l'imprimante. Oui, il vous prendra pour une abrutie en rebranchant la connexion, mais cela flattera son ego masculin. Bien évidemment, saluez chaleureusement ses efforts après chaque manipulation.

Vous allez désormais pouvoir rentrer dans la phase intensive de cette *computer war*. Allez-y franchement et prenez un tournevis pour ôter la carte mémoire ou fusiller plusieurs touches du clavier. Vous l'appelez pour une dernière fois à la rescousse, il accomplit sa mission, et vous lui proposez d'aller boire un verre à la santé de la plus grosse quiche du high-tech.

- L'apéro du jeudi

Chances de réussite : 30 % si vous sortez avec toute l'entreprise, 60 % si vous êtes en petit comité, 90 % si vous avez usé de la technique précédemment citée et 10 % si votre collègue est polonais et boit comme un âne, ce qui engendre d'ailleurs le même phénomène chez vous…

Alors comment procéder ?

Allez-y cash, car la technique de la femme mystérieuse qui jette de petites œillades timides ne fonctionne pas lorsqu'on doit draguer Gérard de la compta. Il est dans un cadre professionnel, c'est un homme, il est donc plutôt binaire et n'imaginera pas de prime abord que vous êtes susceptible de le draguer. Donc faites-lui comprendre de manière plus appuyée. *Eyes contact*[21], sourire, touchez-lui le bras, riez à ses blagues (assurez-vous que ce sont vraiment des blagues), laissez votre cou dégagé et tendu vers lui (d'après les morphopsychologues, c'est un message non verbal qui signifie « *I'm totally open, guy !* »).

Techniques d'approche dans la rue

- La chute

Chances de réussite : entre 0 et 100 % (tout dépend de la chute).

Il existe deux types de chutes : la chute de l'actrice et celle de la pauvresse.

L'actrice, elle, ne chute pas, elle tombe délicatement dans les bras du mec qui l'intéresse. Cela fonctionne bien dans le métro, dans un ascenseur ou dans un bar bondé. Vous feignez de vous tordre la cheville lorsque vous êtes arrivée à la hauteur de Monsieur et vous vous retrouvez comme par enchantement pile dans ses bras. Lancez-lui un regard de braise et remerciez-le de vous avoir sauvée. Ça cartonne !

Personnellement, je n'ai encore jamais réussi, je suis plutôt médaille d'or en chute de pauvresse. Talon pété devant un bar bondé engendrant une vautre phénoménale, ça c'est pauvresse. Chute en Vélib' à l'arrêt qui vous envoie sur une poubelle alors que vous faisiez des yeux doux à un passant… encore pauvresse ! Et la meilleure, la tentative du saut de l'ange comme dans *Dirty Dancing*, sauf que le mec se barre… Ça c'est la quintessence de la chute de pauvresse. Vous l'aurez compris… Entraînez-vous longtemps… J'ai encore mal aux genoux !

- L'abordage

Chances de réussite : 80 % pour aller au moins boire un verre avec le type (sauf s'il est déjà casé, et encore…).

---

21. Attention, un bon *eyes contact* est fait dans la nuance. Ne regardez pas l'homme pendant cinq minutes avec des yeux de merlan frit. Regardez-le trois secondes, puis cessez et recommencez quelques minutes plus tard pendant deux secondes. S'il vous regarde à chaque fois, le message est bien passé. S'il est intéressé, il viendra de lui-même.

En revanche, mesdemoiselles, ne confondez pas abordage et sabordage, sous peine de voir votre ego se barrer pendant les six prochains mois.

Alors comment procéder ?

L'abordage, le vrai, se fait avec distinction. Vous pouvez aborder un mec en lui demandant un renseignement auquel il est sûr de pouvoir répondre.

Hiérarchisation :

– « Auriez-vous l'heure ? » Il est fort probable que passé la réponse à cette simple question, l'échange s'arrêtera là.
– « Y a-t-il un bar sympa dans le quartier ? » Vous pourrez enchérir en offrant un verre à l'objet de vos désirs.
– Demandez-lui de vous aider. L'homme aime se sentir utile et puissant, aussi n'hésitez pas à le mettre à contribution si vous êtes surchargée de paquets et que vous habitez à 30 mètres par exemple.
– Mais le plus simple reste la bonne vieille technique du : « Je te regarde droit dans les yeux, te souris et te lance un bonjour mystérieux. » Puis vous partez (sans marcher trop vite). Si l'homme est célibataire et qu'il n'est pas complètement *nerd*, il vous rattrape dans les 50 mètres.

Techniques d'approche en soirée

- L'approche directe (encore dite « de la lionne »)

À réserver aux plus téméraires d'entre vous et/ou à celles qui ont juste envie de choper un soir.

Chances de réussite : 99 % des hommes testés finiront la nuit avec vous, leur cerveau ne se situant pas au même niveau que le nôtre. Attention cependant, seulement 4 % des mecs seraient aptes à tenter autre chose qu'un plan cul avec une nana qui les a abordés (n'oubliez pas que l'homme a besoin de challenge).

Alors comment procéder ?

Telle une lionne (qui n'a pas bouffé depuis six mois), fixez d'abord votre attention sur la proie pour analyser succinctement celle-ci. Une alliance ? Vous allez tomber sur un os, changez de cible. Un portable face à lui ? Il a besoin de contenance ou il attend une gazelle (râteau à prévoir si c'est la seconde option). Il boit une bière ? Cible idéale s'il est moins de 23 heures, sinon il est étudiant ou n'a pas de thune. Un whisky ? Il se la pète ou veut ressembler à son père. Une vodka ? Fait comme tout le monde, sauf s'il est polonais. Un rhum ? Corps à corps, chaud devant.

Intéressez-vous maintenant à son environnement. S'il est en bande de mecs, vous avez gagné. S'il y a une fille dans cette bande, sympathisez avec elle en premier lieu. Si celle-ci n'a aucune vue sur votre proie, elle vous sera d'une aide précieuse (passez donc à la technique dite de « l'aide d'une amie »).

Maintenant, à l'attaque. De deux choses l'une : soit vous choisissez l'option de la bousculade avant d'engager la conversation (bousculade ne veut pas dire renversé de verre sur la veste de la cible…), soit vous y allez cash, la réplique la plus con restant la meilleure arme. Un « on ne s'est pas déjà vus quelque part ? » fera l'affaire et vous serez vite fixée. S'il vous répond non et vous tourne le dos, changez de cible. S'il en profite pour engager la conversation avec vous, c'est dans la poche.

- L'œillade

Chances de réussite : 100 %, sauf si vous tombez sur un timide, un bras cassé, un homo ou encore si vos yeux sont aussi vitreux que la fenêtre d'un participant à l'émission « C'est du propre » (l'abus d'alcool est dangereux pour la santé sexuelle).

Alors comment procéder ?

Comme son nom l'indique, une œillade est un regard furtif, alors merci de ne pas rester scotchée la bouche ouverte sur votre cible potentielle. La réussite des opérations dépend de votre capacité à endosser le rôle de femme fatale et timide à la fois… Sachez que les hommes ont besoin d'encouragements de votre part pour venir vous accoster. Cela n'est pas une mince affaire pour eux, mettez-vous à leur place. Vais-je me prendre une gamelle ou la fille va-t-elle répondre à mes avances ? Aussi, un sourire, un regard appuyé sont un bon indicateur pour eux. Alors, les filles, montrez à l'homme au tee-shirt bleu qu'il vous intéresse, ça lui permettra de venir vous parler.

- L'aide d'une amie

J'ai bien dit l'aide d'une amie et non pas de votre troupeau, car, mesdemoiselles, sachez que, lorsque vous sortez en bande de filles compacte, aucun mec n'osera vous aborder. Si vous ne pouvez pas sortir sans votre tribu, efforcez-vous pendant la soirée de multiplier les moments où vous vous retrouvez seule (en dansant, en allant commander un verre…).

Revenons à nos moutons. Oui, une amie peut être d'une grande aide. Mais n'optez pas pour la copine chienne de garde qui fera fuir tous vos prétendants. Optez plutôt pour la fille sympathique et indépendante, qui ne vous tiendra pas rigueur du fait que vous puissiez la planter en plein milieu de la soirée pour suivre un beau gosse. Bref, une amie compréhensive…

Chances de réussite : 90 %. Les 10 % restants, c'est si votre comparse est une bombasse et que le mec se barre avec elle.

Alors comment procéder ?

Comme le type ne lui plaît pas outre mesure, elle sera plus détachée. Demandez-lui de se rapprocher de la cible et d'entamer la discussion. Au bout de deux minutes, elle est censée convier l'homme à vous rejoindre (ce délai passé, elle se tape le mec le soir même). Après quoi, montrez-vous légèrement distante et mystérieuse, c'est-à-dire : arrêtez de faire vos yeux de merlan frit et ne criez pas que vous êtes célibataire. Ne criez pas tout court. Intéressez-vous à lui, mais pas trop, parlez, mais pas trop, et rebondissez, de manière délicate et avec des yeux d'actrice italienne, sur ses propos.

- L'aide du serveur ou stratégie dite de la « fille couillue »

… car vous devez avoir une bonne dose de confiance en vous pour la mettre en œuvre.

Comment le conquérir ? | 117

Chances de réussite : 100 % pour coucher avec le type, 60 % pour que l'histoire dure (certains hommes n'aimant pas les filles trop directes).

Alors comment procéder ?

Rapprochez-vous du barman et demandez ce que votre *target* boit. Commandez un verre de cette même mixture et dites à votre nouvel entremetteur de l'apporter à votre cible en lui disant bien que c'est de la part de la belle brune là-bas… Oui, vous ! Vous pouvez être quasiment certaine que le type sera en face de vous dans la minute… Au moins pour vous remercier et savoir pourquoi. Après, c'est à vous d'enchaîner, mais assumez pleinement ce que vous venez de faire, sinon cela tombe à plat.

- La technique « elle a Free, elle a tout compris ».

Chances de réussite : 90 % de chances qu'il vous rappelle et vous offre ses services, au moins le temps d'une nuit (les 10 % restants sont des hommes casés et fidèles). Après, c'est à vous de faire la différence pour « ferrer » l'individu.

Alors comment procéder ?

Où que vous soyez – dans la rue, dans un bar, dans un restaurant, etc. –, faites en sorte de croiser au moins cinq fois le regard de l'objet de votre attention. Notez votre numéro sur une serviette, un bout de papier, une étiquette (ne sortez pas votre carte de visite !) et donnez-lui discrètement, au moment de partir. Vous recevrez un message dans les trente minutes.

Comment un homme tombe-t-il amoureux ?

Tout d'abord, donnée d'une importance cruciale, l'homme a cette capacité innée de vous sonder physiquement en une seconde. Il vous regarde dans les yeux, mais il sait instantanément combien vous mesurez, combien vous pesez et quelle est la forme de vos seins.

Mais sachez qu'il tombe amoureux d'un détail de vous. Ce détail sera votre fossette lorsque vous souriez, la façon que vous avez de triturer une mèche de cheveux ou d'émettre un gloussement particulier lorsque vous riez, votre manière de rougir à la moindre phrase gênante. Bref, l'homme est bien moins compliqué que vous ; il aime le naturel chez vous.

Il ne sert donc à rien de jouer un rôle, d'essayer de paraître funky, de tenter par tous les moyens de le faire mordre à l'hameçon, cela ne fonctionnera que si vous cherchez un plan cul. Vous ne pouvez pas savoir à l'avance le détail en vous qui le fera craquer, aussi, soyez vous-même à chaque instant.

Bien évidemment, il y aura toujours le flippé qui analyse tout jusqu'à la couleur de son caleçon et qui optera pour la blonde de 1 m 78 et d'une minceur outrancière. Passez votre chemin.

Souvenez-vous du fameux adage : « L'homme propose, la femme dispose. » Tout est dit. C'est l'homme qui vous choisira, à vous ensuite d'accepter ou non ses avances. La seule chose que vous pouvez faire est de lui montrer que vous êtes intéressée (*eyes contact*, sourire, main dans les cheveux, cou et nuque dégagés).

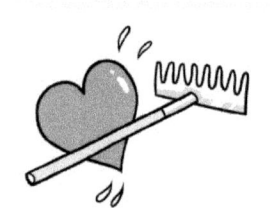

À quoi sait-on qu'un homme est amoureux ?

Il vous regarde, vous, et pas seulement votre fessier ou votre décolleté. Que vous soyez en robe sexy ou en jogging, il vous trouve belle et désirable (et pas seulement lorsqu'il est bourré à 3 heures du mat').

Il s'intéresse à vos amis (même s'il ne les aime pas), ne vous oblige pas à arrêter de les fréquenter (sinon c'est un pervers narcissique) et est toujours partant pour organiser un dîner avec eux pour vous faire plaisir.

Il est présent en cas de coups durs, vous soutient, vous rassure et ne prend pas la tangente lorsque vous avez une baisse de morale.

Il ne vous presse pas pour coucher avec lui (ce qui ne veut pas dire non plus qu'il faille le faire poireauter plus de dix jours…).

Il veut vous faire plaisir. Il est plein de petites (ou grandes) attentions, vous trouve belle et tente de vous surprendre (en fonction de sa créativité… certains le sont beaucoup moins que d'autres).

Il vous intègre à son emploi du temps. Vous n'êtes pas un dossier de plus calé dans son agenda surchargé. Un homme amoureux sait se rendre disponible, ne l'oubliez pas !

Il vous écoute (même si, parfois, il préférerait se passer d'entendre pour la cinquième fois votre engueulade avec *big boss*). Il ne se noie pas dans ses propres paroles et a une oreille attentive. Il se souvient de ce que vous lui dites, mais n'hésitez pas à le tester de temps en temps…

Il vous présente à tout le monde et vous met en avant. Il vous aime, veut que tout le monde soit au courant et parle de vous en termes élogieux (s'il vous cache auprès de sa famille ou de ses amis… lâchez-le, il n'est pas amoureux).

Il vous fait une vraie place. Il n'attend pas des plombes pour vous laisser mettre quelques affaires chez lui et vous inclut dans sa vie.

Conclusion

Comment savoir que ce mec est fait pour vous ? Si vous vous posez cette question, c'est que vous n'êtes pas encore tombée sur le bon. Quand cela arrivera, vous le saurez ! Les choses seront fluides et naturelles, et vous cesserez de vous questionner pendant cent sept ans. Alors un peu de patience et beaucoup d'ouverture. Sortez, rendez-vous disponible, ce n'est pas en restant chez vous que vous réussirez à rencontrer qui que ce soit, et surtout, laissez-vous séduire, cessez de courir derrière les mecs sous peine de les voir déguerpir.

N'oubliez pas d'ouvrir les yeux. Vous pouvez chercher l'homme idéal pendant des années et vivre dans une sorte de fantasme sans voir que l'un de vos potes est amoureux de vous depuis perpète, car vous imaginez encore que des étincelles jailliront dès que vous rencontrerez le bon.

Et puis, un jour, vous comprenez que l'amour est quelque chose de réel et ne peut pas être la reproduction d'une comédie romantique. Vous lâchez vos peurs et acceptez enfin que l'histoire puisse ne pas être parfaite, qu'elle puisse se finir un jour. Vous acceptez de perdre le contrôle et, alors, vous vous lancez et vous construisez une belle histoire, une vraie histoire.

Non, le prince charmant n'existe pas, et pourtant, lorsque cet homme vous aura embrassée, vous deviendrez la Belle au bois dormant. Vous vous réveillerez d'un long sommeil et arriverez enfin à voir la vérité… L'amour est tout autour de vous, vous avez perdu du temps à chercher un idéal qui n'existe pas, et cet homme « normal » se révélera parfait tel qu'il est.

Vous l'aurez compris, soyez juste vous-même et ne demandez pas à la personne que vous rencontrerez de soigner vos failles ou d'être parfait.

Dès à présent, libérez-vous de vos doutes et de votre passé, et allez de l'avant. Nous avons tous connu des déceptions, mais ne vous fermez pas à l'amour par peur de souffrir à nouveau. Vous ne pouvez pas savoir à l'avance ce qui se passera, mais, ce qui est certain, c'est que si vous n'essayez pas, vous ne serez pas pleinement vivante.

Soyez bienveillante avec vous-même et profitez de chaque instant. Votre situation est plutôt enviable : vous êtes, pour le moment, célibataire. Vous avez ainsi la possibilité d'apprendre à vous connaître et à savoir ce que vous voulez vraiment.

Oui, soyez exigeante ! Et, comme le dit le vieil adage : « Mariage plus vieux, mariage heureux ! » (Oui, cela s'écrit en deux mots, alors arrêtez dès à présent de sortir à la mariée : « Mariage pluvieux, mariage heureux », c'est faux. Elle est verte, elle, qu'il pleuve le jour de son mariage ; son brushing est dézingué, ses escarpins blancs virent au gris, et, à la minute où vous sortez cette phrase, elle a juste envie de vous faire bouffer son bouquet !)

Oui, l'amour se trouve à chaque coin de rue et, en premier lieu, en vous. La chimie nous dit que l'amour dure trois ans ? Il ne tient qu'à vous de le faire durer davantage. L'amour se travaille, le couple est un concept mouvant, mais vous pouvez le façonner comme bon vous semble. Communiquez davantage et n'oubliez pas qu'un couple, c'est une pyramide. Vous, l'autre et le couple au sommet. Ne vous oubliez pas pour l'autre, et inversement, sinon la pyramide s'effondre. Plus vous vous aimerez et vous estimerez vous-même, plus vous conserverez votre indépendance, plus le couple sera nourri.

Mais surtout, aimez-vous. L'amour rend beau ; pourquoi s'en priver ? Il n'est pas honteux de croire en un amour qui pourrait durer une vie (voire davantage… ne croyez-vous pas en l'âme sœur ?). Être en couple ne signifie pas assurer la survie de l'espèce et encore moins se garantir un bon train de vie, une diminution de loyer ou une belle image par rapport aux gens bien-pensants. Être en couple, c'est aimer l'autre de manière inconditionnelle, c'est accepter de baisser les armes et d'avancer main dans la main dans un monde inconnu que vous construirez ensemble pas à pas. C'est se remettre en cause chaque jour, c'est ne pas chercher la perfection en l'autre et ne surtout pas tenter de le changer.

Ne vous mettez pas avec le premier venu juste parce que vous en avez marre d'être célibataire. Battez-vous pour l'amour, ne vous résignez jamais ! L'amour est à chaque coin de rue, mais ouvrir vos yeux ne sert à rien ; ouvrez plutôt votre cœur !

Et, lorsque vous l'aurez rencontré, apprenez à communiquer, car la personne avec qui vous partagerez votre vie ne peut pas deviner ce qui ne va pas, ce qui vous effraie, ce qui vous agace, ce que vous aimez. Tout peut se dire tant que la forme y est. Ne l'agressez pas et ne lui demandez pas de changer, mais parlez plutôt de ce que vous ressentez lorsqu'il use d'un comportement que vous vivez mal.

Ainsi, ne lui dites pas : « Tu crois vraiment que les assiettes organisent une compétition entre elles pour apprendre à sauter seules dans le lave-vaisselle ? » Commencez à utiliser une communication saine et n'attendez pas d'être en pleine crise pour lui en parler ; mieux vaut un moment où vous êtes tous les deux calmes : « Lorsque tu ne m'aides pas à ranger, je ressens de la colère, car j'ai l'impression d'être ton larbin. Je t'aime et cela me fait du mal que l'on s'engueule pour une bêtise comme la vaisselle. Quelle solution, qui conviendrait aux deux, pourrait-on trouver ? »

Bon, ça c'est de la théorie. En pratique, cela donne : « J'en peux plus de me farcir la vaisselle non-stop. Pourrais-tu m'aider s'il te plaît ! »

(NB : si votre futur mec ne trouve rien de mieux à vous répondre que « tu me gaves avec ta vaisselle », changez-en !)

Je vous souhaite de donner et de recevoir tout l'amour que vous méritez, comme chacun d'entre nous. L'amour est la plus grande force en ce monde. Ouvrez les yeux, émerveillez-vous de la beauté de la vie, car, tout autour de nous, l'Amour est là… Il suffit juste d'y croire pour accepter de le voir.

Longue et belle vie amoureuse à vous !

THE END

- ☐ Ils se marièrent.
- ☐ Ils se pacsèrent.
- ☐ Ils vécurent chacun chez soi.
- ☐ Ils vécurent ensemble.

- ☐ Et eurent beaucoup d'enfants.
- ☐ Et adoptèrent.
- ☐ Et achetèrent un chien.
- ☐ Et n'eurent pas d'enfant.

Chez le même éditeur

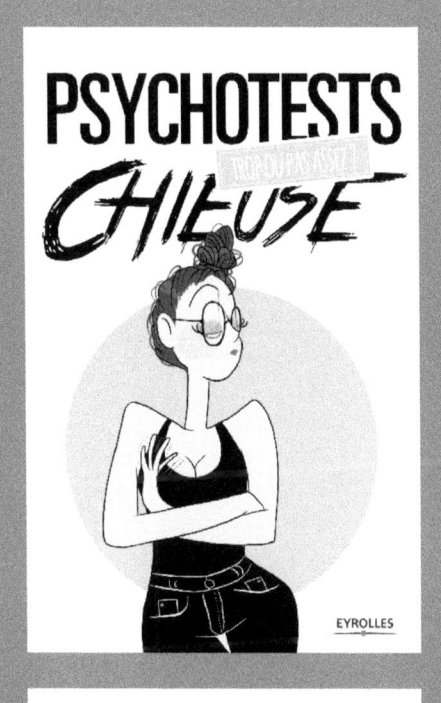

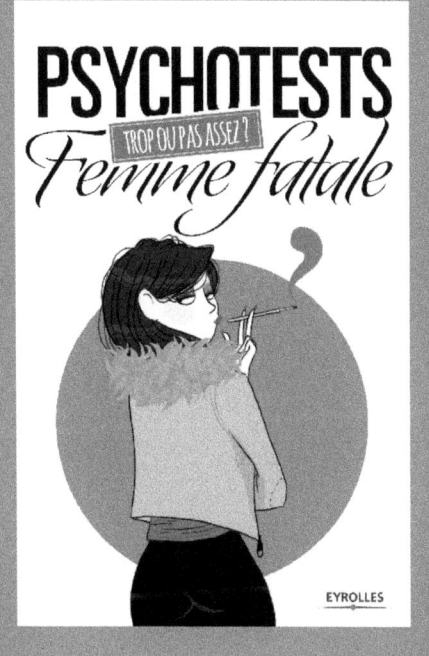

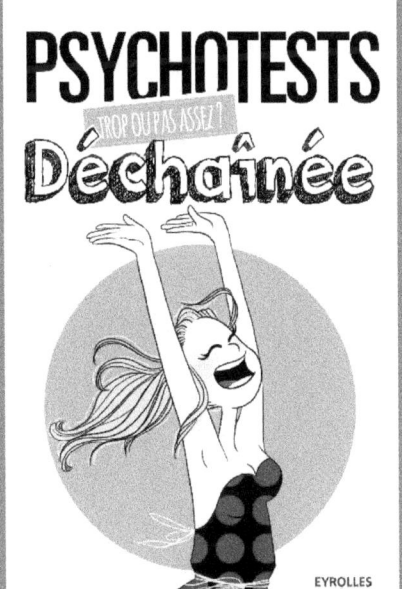

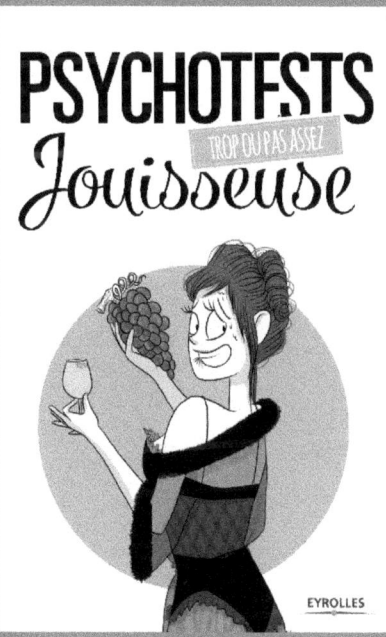

PSYCHOTESTS — TROP OU PAS ASSEZ ? — *Chieuse*

PSYCHOTESTS — TROP OU PAS ASSEZ ? — *Femme fatale*

PSYCHOTESTS — TROP OU PAS ASSEZ ? — *Déchaînée*

PSYCHOTESTS — TROP OU PAS ASSEZ — *Jouisseuse*

EYROLLES

Dépôt légal : Octobre 2014
Imprimé en Allemagne par BoD

Milton Keynes UK
Ingram Content Group UK Ltd.
UKHW050839181223
434584UK00010B/829

9 782212 559576